Contribution à l'Étude

de la

Thérapeutique Chirurgicale

des

Tumeurs intramédullaires

Par le

Dr Pierre BECK

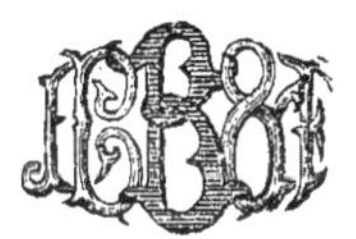

PARIS

LIBRAIRIE J.-B. BAILLIÈRE ET FILS

19, RUE HAUTEFEUILLE, 19

1913

CONTRIBUTION

A L'ÉTUDE DE

LA THÉRAPEUTIQUE CHIRURGICALE

DES

TUMEURS INTRAMÉDULLAIRES

Contribution à l'Étude

de la

Thérapeutique Chirurgicale

des

Tumeurs intramédullaires

Par le

Dr Pierre BECK

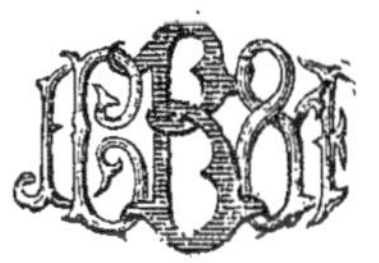

PARIS

LIBRAIRIE J.-B. BAILLIÈRE ET FILS

19, RUE HAUTEFEUILLE, 19

—

1913

A MA MÈRE

*En témoignage de profonde affection
et de vive reconnaissance.*

A MES MAITRES DANS LES HOPITAUX

Hommage de respectueux attachement

A MES AMIS

A. M. LE PROFESSEUR PIERRE MARIE

Professeur d'anatomie pathologique
à la Faculté de Médecine de Paris,
Médecin de l'Hospice de la Salpêtrière,
Membre de l'Académie de Médecine,
Officier de la Légion d'honneur,

Qui, en nous faisant l'honneur d'accepter la présidence de cette thèse, a donné un motif nouveau à notre profonde reconnaissance et à notre respectueux attachement.

INTRODUCTION

—

Depuis quelques années les travaux et les publications trai-
tant de chirurgie nerveuse se sont multipliés, et les observations fournies sont de plus en plus nombreuses. Les neurologistes, — et en France nous citerons tout particulièrement
M. Babinski et le Professeur Marie — ne s'arrêtent plus au
seul diagnostic de la lésion nerveuse et de sa localisation; ils
savent qu'il y a des cas où il faut passer la main au chirurgien
et quels résultats, souvent heureux, on peut espérer retirer
d'une intervention.

Les chirurgiens, d'autre part — certains du moins — s'en-
hardissent aussi, et l'on est en droit d'espérer que la chirurgie nerveuse, presque née d'hier, a un bel avenir devant elle,
lorsqu'on aura perfectionné la technique et réglé les différents
temps des opérations pratiquées sur le cerveau et la moelle.

Ayant eu l'occasion d'assister à l'opération d'une tumeur
intramédullaire par De Martel, nous avons entrepris, sur ses
conseils, l'étude de ce point particulier de chirurgie nerveuse.
Nous avons collationné de nombreux travaux de chirurgie médullaire et nous nous sommes aperçus qu'il n'y est guère question que d'interventions au cas de tumeurs extramédullaires,
soit intra, soit extradurales, les tumeurs intramédullaires étant
considérées comme des « *noli me tangere* ». C'est ainsi que
dans la statistique de Harte, qui porte sur 92 cas, il n'en est
pas question, et que dans celle, plus étendue, de Stursberg, les

tumeurs intramédullaires opérées n'y figurent qu'en petit nombre (5 cas sur 141 cas de tumeurs localisées au niveau des différents segments de la moelle); aussi, dans son rapport sur la
Chirurgie du Rachis au Congrès de la Société Internationale
de Chirurgie de Bruxelles en 1908, BÉRARD a-t-il pu écrire :
« *Quant aux tumeurs de la moelle épinière elle-même, les éléments d'appréciation font défaut.* » Et à part la revue générale de POTEL et VAUDEAU dans la *Revue de Chirurgie* de 1913,
aucun travail d'ensemble n'a été publié sur la question des
tumeurs intramédullaires.

Nous avons pu recueillir dans la littérature médicale 27 cas
de tumeurs intramédullaires toutes opérées : du nombre des
observations que nous avons lues, nous avons cru devoir écarter plusieurs cas de syringomyélie publiés par ELSBERG comme
tumeurs intramédullaires, ainsi que quelques cas de foyers
sanguins traumatiques décrits par NONNE, BAILEY et BEER, ayant
déterminé des symptômes de tumeur intramédullaire.

A ces 27 observations nous avons pu en ajouter une autre,
due à l'obligeance de DE MARTEL et GENDRON, et de l'analyse
de ces 28 cas on peut, croyons-nous, tirer quelques conclusions
pratiques intéressantes au sujet de la thérapeutique chirurgicale des tumeurs intramédullaires : ce sont ces considérations
qui feront le sujet de cette thèse.

Sans doute cette statistique est incomplète et quelques observations ont dû nous échapper : mais en étudiant la statistique de SCHLESINGER, qui porte sur 35.000 protocoles d'autop-
sies pratiquées à l'hospice général de Vienne, on ne trouve
que 104 observations où la moelle ait été intéressée primitivement, ou secondairement à une tumeur rachidienne ou
méningée.

D'autre part la multiplicité des ormes cliniques des tumeurs
intramédullaires indique suffisamment la difficulté extrême,
parfois insurmontable du diagnostic, et bien souvent c'est à

l'autopsie que l'on reconnaît l'existence d'une tumeur intra-médullaire.

Enfin, pour beaucoup de neurologistes, ces tumeurs sont au-dessus des ressources de la chirurgie : dans un article du *Berliner Klinische Wochenschrift*, OPPENHEIM n'écrit-il pas, en relatant l'observation d'un cas de tumeur des méninges rachidiennes : « La moelle battait à sa partie supérieure seulement, non à sa partie inférieure, elle paraissait élargie, et j'avais tellement l'impression d'avoir sous les yeux une tumeur intramédullaire que j'étais sur le point de conseiller au chirurgien d'en rester là de son opération. »

On ne saurait nier que, dans beaucoup de cas, les tumeurs intramédullaires sont mal limitées, diffuses, ont envahi la moelle sur une grande hauteur et ont une évolution rapide : mais, dans de nombreux cas aussi, lorsque le chirurgien intervient, il se trouve en présence d'une tumeur de petit volume, unique, bien circonscrite ou encapsulée, et n'ayant encore provoqué que des lésions de compression de la moelle, et non des lésions destructives ; c'est dans ces conditions que l'intervention sera susceptible de fournir d'heureux résultats. L'étude des observations annexées à ce travail permettra de juger la cause, ayant en mains les pièces du procès.

Le médecin, croyons-nous, est un peu trop enclin à douter des ressources de la chirurgie appliquée au système nerveux et semble s'entretenir dans cette croyance que la chirurgie est aussi désarmée que la médecine en présence des tumeurs intra-médullaires.

Certes, il est sinon impossible, tout au moins fort difficile, malgré tout le soin qu'on a pu apporter à faire le diagnostic, de dire cliniquement si la tumeur est extirpable ; dans beaucoup de cas la laminectomie exploratrice seule nous permettra d'être renseigné sur la nature, le siège, l'étendue du néoplasme et sur la gravité des désordres médullaires qu'il a provoqués ;

du reste, la laminectomie, dût-elle rester exploratrice, serait encore utile au malade en décomprimant les centres nerveux : c'est là un fait consigné dans une observation de Collins Warren et dans d'autres cas publiés par Flatau dans la *Nouvelle Iconographie de la Salpêtrière* (1910).

C'est donc un plaidoyer en faveur de l'intervention au cas de tumeurs intramédullaires que nous allons tenter, espérant pouvoir apporter une contribution modeste, mais utile, au chapitre de la thérapeutique chirurgicale des tumeurs intramédullaires.

Après un court historique de la question, nous avons l'intention d'étudier, en nous basant sur les observations annexées à ce travail, les indications opératoires au cas de tumeur intramédullaire, d'établir ensuite que, anatomiquement et physiologiquement, l'incision de la moelle et l'ablation d'une tumeur intramédullaire sont possibles dans certaines conditions et de terminer par l'exposé de la technique de laminectomie que nous avons vue employer à plusieurs reprises à De Martel et qui nous semble la meilleure.

L'intérêt que porte le Professeur Marie à toute question de chirurgie nerveuse est si grand que nous avons cru devoir le prier très respectueusement d'accepter la présidence de cette thèse : qu'il nous permette de lui en exprimer ici toute notre gratitude.

CONTRIBUTION A L'ÉTUDE

DE LA

THÉRAPEUTIQUE CHIRURGICALE

DES

TUMEURS INTRAMÉDULLAIRES

CHAPITRE PREMIER

HISTORIQUE

Il semble que ce soit Fenger qui le premier ait tenté, en 1890, l'extirpation d'une tumeur intramédullaire : son malade, qui était porteur d'un sarcome développé dans les cordons postérieurs de la moelle, au niveau de la région dorsale, mourut d'infection 5 jours après l'intervention. Cette tentative opératoire, quoique sans résultat heureux, fut suivie de beaucoup d'autres.

En 1905, Putnam et C. Warren firent opérer un malade qui, 6 ans auparavant, avait subi une laminectomie simplement décompressive au niveau de la région dorsale : le chirurgien trouva une tumeur intramédullaire vraisemblablement de nature endothéliale : le malade, architecte, put reprendre rapidement ses occupations, et la guérison se maintint encore 7 ans 1/2 après l'intervention.

En 1907, Batten publie un cas de gliome du 7e segment dorsal développé chez une fillette de 9 ans : l'opération ne fut suivie d'aucune amélioration.

Cette même année, Krause extirpa, à hauteur du 7e segment dorsal, un foyer de ramollissement tuberculeux de la grosseur d'un pois, en pratiquant une incision de 2 centimètres de long au niveau de la commissure grise postérieure.

A la même époque Warrington et Montserrat incisèrent un kyste intramédullaire chez un malade de 22 ans après laminectomie intéressant les 6ᵉ, 7ᵉ, 8ᵉ et 9ᵉ vertèbres lombaires : le malade guérit.

En 1908, Krauss et Mac Guire opérèrent un tubercule de la moelle dorsale chez un sujet de 36 ans présentant des lésions de tuberculose viscérale : mort quelques heures après l'intervention.

En 1908, de même, Krause extirpa avec succès, chez un malade de 41 ans, un kyste intramédullaire développé au niveau du 6ᵉ segment dorsal : l'amélioration se maintenait encore 2 ans après l'intervention.

En 1910, Brun rapporte le cas d'un tubercule circonscrit de la moelle dorsale extirpé chez un malade de 28 ans : le sujet meurt le 12ᵉ jour d'infection.

La même année Von Eiselsberg et Clairmont présentent à la Société de neurologie de Vienne une jeune femme de 29 ans opérée 3 ans auparavant de fibrosarcome étendu du 8ᵉ au 11ᵉ segment dorsal.

En juin 1910, Reichmann opère un malade de 20 ans atteint de maladie de Recklinghausen, et extirpe trois tumeurs : deux extramédullaires, une intramédullaire : il s'agissait de sarcome fuso-cellulaire de la moelle dorsale, et le malade, revu en mai 1911, était complètement guéri.

Hunt et Voosley enlèvent chez une femme de 36 ans un kyste intramédullaire de la région des 3-5 vertèbres cervicales : guérison.

En 1910, Von Eiselsberg et Marbourg extirpent, chez une femme de 36 ans, en regard de la 5ᵉ vertèbre cervicale, un vaste kyste intramédullaire long de 2 centimètres et large de 1/2 centimètre : la malade fut très améliorée par l'intervention.

Krause, en 1910, publie deux cas de tumeurs intramédullaires. Dans le premier cas : extirpation d'un foyer tuberculeux

au niveau du 5ᵉ segment dorsal chez un malade de 32 ans :
mort 16 jours après du fait de sa paralysie et d'une pneumonie surajoutée.

Le deuxième cas concerne un jeune garçon de 13 ans, chez
qui fut extirpé un gliome des 7ᵉ et 8ᵉ segments dorsaux :
aucune modification notable 4 mois après l'intervention.

En 1910, HILDEBRAND, dans son rapport au Congrès allemand de chirurgie, rapporte 2 cas de tumeurs intramédullaires
trop étendues pour pouvoir être extirpées : l'un de ses malades mourut quelques heures après l'opération : il s'agissait de
sarcome à cellules rondes et fusiformes.

Quant au second malade, l'intervention, toute palliative,
d'ailleurs (laminectomie simplement décompressive) ne l'améliora pas du tout.

OPPENHEIM, malgré qu'il ne soit pas partisan d'une intervention chirurgicale au cas de tumeur intramédullaire, a
cependant publié plusieurs observations de tumeurs : dans un
cas l'extirpation de la tumeur fut possible : son malade mourut le 12ᵉ jour de pneumonie.

Dans 2 autres cas, l'intervention fut suivie d'une grosse
amélioration.

En 1911-1912, ELSBERG, soit seul, soit en collaboration avec
BEER, publia 4 cas de tumeurs intramédullaires.

Toutes quatre furent opérées en 2 temps, suivant le procédé
« d'extrusion method » décrit par Elsberg.

Dans un cas le malade guérit complètement · il s'agissait
d'un gliosarcome étendu du 1ᵉʳ au 4ᵉ segment dorsal ; et, huit
mois après l'intervention, le malade était capable de se tenir
debout seul et de marcher sans soutien.

Sa deuxième observation concerne un sujet porteur d'un
gliome développé au niveau de la moelle cervicale (entre les
4ᵉ et 6ᵉ segments) : mort au bout de quatre heures par paralysie respiratoire.

Le troisième cas a trait à un malade porteur d'un sarcome intramédullaire développé au niveau de la moelle cervicale : l'intervention ne lui procura aucun soulagement.

Enfin, dans le quatrième cas, il s'agissait d'un gliome intra-médullaire étendu sur toute la hauteur de la moelle cervicale et pénétrant dans la fosse cérébelleuse. Mort deux jours après l'intervention.

En 1912 NONNE publie un cas de gliosarcome en partie intra, en partie extramédullaire, qui fut opéré chez un de ses malades, âgé de 40 ans ; la lésion intéressait les 4e et 5e segments cervicaux. Mort rapide après l'opération.

SCHULTZE, la même année, rapporte l'observation et les détails de l'intervention que GARRÉ pratiqua sur un de ses malades, porteur d'un angiome intramédullaire situé en regard de la 6e vertèbre cervicale et développé au niveau des cordons postérieurs de la moelle chez un sujet de 29 ans. Six mois après le malade est complètement guéri et peut reprendre ses occupations.

En 1913, DE MARTEL et GENDRON, le premier à la Société de Neurologie, le second dans sa thèse, rapportèrent le premier cas de tumeur intramédullaire opéré en France : il s'agissait d'un angiome très étendu de la moelle dorsale, que l'on ne put énucléer qu'en partie seulement. L'opération date du 19 mars 1913 et le malade, revu à plusieurs reprises depuis cette époque et tout récemment encore, a été un peu amélioré par cette intervention.

Enfin, dans un article du *Berliner klinische Wochenschrift* de 1913, ROTHMANN rapporte sans grands détails une observation due à CUSHING, qui, au cours d'un gliome intramédullaire, fit une incision dans les cordons postérieurs de la moelle : au travers de cette brèche, il extirpa une petite parcelle de la tumeur et une amélioration se produisit.

D'autres observations ont été publiées : telles celles de Rosᴛᴀᴅᴛ dans la *Nouvelle Iconographie de la Salpêtrière* de 1913 et celle de Gᴀʀʀᴇ́, ce sont là des cas très peu précis et sur lesquels il est impossible de tabler.

Mais en étudiant les divers travaux publiés au sujet des tumeurs intramédullaires, on voit combien les auteurs divergent à propos de la thérapeutique. Sans vouloir faire ce travail stérile et de peu d'intérêt d'ailleurs qui consisterait à exposer les opinions que les auteurs ont émises au sujet des indications opératoires, on peut, croyons-nous, résumer brièvement leurs arguments et classer ces auteurs en « *interventionnistes* » et « *abstentionnistes* ». Le premier qui ait volontairement confié ses malades au chirurgien est Eʀɴᴇsᴛ ᴠoɴ Lᴇʏᴅᴇɴ : ce clinicien ne se dissimulait pas les difficultés et les dangers de l'opération, mais, étant donnée l'absence absolue de remède, il estima que dans un cas approprié une tentative était justifiée.

Cependant, si tous les chirurgiens souscrivent à ces idées, lorsqu'il s'agit de tumeurs extramédullaires, il n'en est pas de même au cas où la tumeur est intramédullaire.

Un des abstentionnistes les plus intransigeants est le neurologiste allemand Oᴘᴘᴇɴʜᴇɪᴍ.

Pour lui les tumeurs intramédullaires sont toutes inopérables parce que diffuses, exception faite pour les gommes, justiciables d'ailleurs d'une thérapeutique mercurielle, et pour les tubercules, qui sont des tumeurs centrales peu accessibles au chirurgien et partant inopérables : d'ailleurs beaucoup de ces tumeurs soi-disant intramédullaires ne seraient, au dire d'Oᴘᴘᴇɴʜᴇɪᴍ, que des tumeurs extramédullaires d'origine méningée qui auraient envahi secondairement la moelle. Ces idées, Oᴘᴘᴇɴʜᴇɪᴍ les expose dans son *Traité des maladies du système nerveux*, et récemment, à la Société de médecine de Berlin, en février 1913, il a rompu des lances avec Roᴛʜᴍᴀɴɴ à ce sujet.

Revenant sur les idées qu'il avait émises en 1907 à propos

de la chirurgie de la moelle, Rothmann a plaidé de nouveau en 1913 la cause de la thérapeutique chirurgicale des tumeurs intramédullaires : se basant sur l'analyse de 12 observations de tumeurs opérées,il est arrivé à cette conclusion qu'à côté de tumeurs inopérables, parce que mal limitées, diffuses, ou siégeant dans certaines régions de la moelle quele chirurgien ne peut explorer,il en est d'autres,et elles sont assez nombreuses, qui par leur caractère anatomo-pathologique (tumeurs circonscrites comprimant les cordons médullaires sans les léser, facilement énucléables) sont accessibles au chirurgien.

Oppenheim lui-même n'a-t-il pas d'ailleurs rapporté quelques cas de tumeurs intramédullaires qu'il avait confiées au chirurgien et dont l'une concernait un vieillard de 68 ans,chez qui Borchardt put énucléer une tumeur intramédullaire circonscrite ? Il est vrai qu'il s'agissait d'une tumeur méningée ayant envoyé un noyau secondaire dans la moelle : et nous ne comprenons pas pourquoi on refuserait à ces malades le bénéfice d'une intervention chirurgicale : car nous verrons que si le chirurgien ne peut extirper la tumeur, la laminectomie palliative qu'il aura faite pourra être suivie d'effets heureux, en procurant au malade un grand soulagement.

Par contre Krause,qui pendant longtemps fut réfractaire à toute idée d'opération au cas de tumeur intramédullaire, a évolué du côté des interventionnistes, et nous ne pouvons mieux faire que de citer textuellement ce qu'il dit : « *Si, lors de l'opération, nous trouvons une tumeur intramédullaire,la laminectomie avec ablation des arcs vertébraux aura, tout au moins, l'avantage d'être décompressive. D'ordinaire, la tumeur aura envahi la moelle sur une étendue tellement grande, ou l'aura infiltrée de façon tellement diffuse que l'extirpation sera impossible. Si l'on se trouvait en face du cas rare, d'une tumeur encapsulée, ou d'un tubercule solitaire, il ne faut pas, d'après mon expérience, rester les bras croisés.*

Bien au contraire, on a le droit de rechercher la tumeur au moyen d'une incision longitudinale au niveau de la commissure et d'essayer de l'enlever. En effet, j'ai fait et avec issue heureuse une incision longitudinale au bistouri de plus de 2 centimètres de long, exactement dans la commissure postérieure de la moelle et incisé à 2 millimètres de profondeur un foyer de ramollissement ayant au moins le volume d'un pois.

Ceci nous autorise à espérer que nous réussirons aussi à pouvoir extirper une tumeur intramédullaire pourvu qu'elle soit petite et encapsulée. Jusqu'ici les cas de ce genre étaient absolument désespérés. Mais comme, malgré tous les progrès de la neurologie, nous ne pouvons diagnostiquer sûrement le néoplasme intramédullaire du néoplasme intradural, qui épargne la moelle, nous devons toujours nous attendre à trouver celui-là. Si le diagnostic est exact, nous avons le droit de faire une incision pour rechercher le néoplasme intramédullaire.»

Telles sont, à notre avis, posées de façon excellente, les données du problème. Et à l'appui de cette opinion Krause cite trois observations où l'intervention fut suivie d'un heureux résultat.

En France, on semble plutôt réfractaire à l'idée d'une intervention chirurgicale. Depuis que Chipault, dans ses « Etudes de chirurgie médullaire », écrivait en 1894 : « *La moelle jusqu'ici se prête peu aux entreprises chirurgicales et l'avenir ne paraît que fort peu promettre : une ablation de tumeur intramédullaire (cas de Fencer) a été suivie d'une paraplégie complète* », les auteurs, en majeure partie, se refusent à toute intervention sur la moelle. Auvray ne dit-il pas que pratiquement les tumeurs intramédullaires « *peuvent être considérées, en règle générale, comme au-dessus des ressources de la chirurgie* ».

Seul Bérard admet que l'incision exploratrice de la moelle est permise *et qu'elle peut conduire sur un fibrome, sur un tubercule solitaire, voire un gliome limité, toutes tumeurs extirpables, qui ne pourraient que s'accroître et arriver à détruire le segment médullaire qu'elles occupent.*

Et, d'autre part, comme nous le verrons, Potel et Vaudeau nous semblent un peu trop interventionnistes. Ou bien la tumeur est encapsulée, extirpable en totalité, et le malade bénéficiera de l'opération, ou bien « *les symptômes et l'examen opératoire montreront que la moelle est fonctionnellement ou anatomiquement complètement sectionnée, et alors il convient d'enlever la tumeur entre deux tranches, ce qui fera disparaître les douleurs et arrêtera l'expansion du néoplasme ; ou bien elle ne sera pas complètement sectionnée, et alors il vaudra mieux ne pas intervenir* ». Nous croyons que peu de chirurgiens souscriraient à cette idée d'une section totale de la moelle chez ces malades, quoiqu'ils puissent être considérés comme perdus du fait même de leurs lésions.

En Amérique, Elsberg se range parmi les interventionnistes : dans de nombreuses publications, il a exposé ses idées au sujet de l'intervention au cas de tumeurs intramédullaires et publié plusieurs cas qu'il a opérés. En même temps il exposait sa technique d'intervention en deux temps : « l'extrusion method », que nous résumerons et discuterons en exposant le procédé de laminectomie que nous préconisons.

De tous ces travaux récents n'est pas encore sorti un accord unanime sur la conduite à tenir en présence d'une tumeur intramédullaire : mais à l'heure actuelle, les observations, sans être très nombreuses, sont cependant suffisamment précises pour nous permettre de discuter les deux thèses des *interventionnistes* et des *abstentionnistes*. Afin de pouvoir choisir entre ces opinions si opposées et poser les indications opératoires, il nous semble indispensable d'étudier l'anatomie pathologique et l'évolution des tumeurs intramédullaires.

CHAPITRE II

ANATOMIE PATHOLOGIQUE ET ÉVOLUTION DES TUMEURS INTRAMÉDULLAIRES

1° Anatomie pathologique.

Sous ce nom de tumeurs intramédullaires, nous décrirons
seulement les tumeurs dont le point de départ est dans la
moelle elle-même, et qui sont entourées de tous côtés par la
substance médullaire. Ces tumeurs ont une physionomie bien
spéciale, car le plus souvent elles restent limitées à l'axe spinal sans avoir tendance à envahir les méninges ou le rachis.

Cependant, au dire d'Oppenheim et Borchardt, ces tumeurs
seraient fort rares : « Jamais, dit Borchardt, je n'ai observé
« jusqu'ici de tumeurs circonscrites véritablement intramédul-
« laires ; les seules tumeurs intramédullaires que j'ai eu l'occa-
« sion d'observer étaient toutes diffuses, et je pense que main-
« tes fois on a considéré comme tumeurs intramédullaires des
« tumeurs nées aux dépens des méninges rachidiennes et qui
« avaient pénétré secondairement dans la moelle. »

Oppenheim et Borchardt semblent un peu intransigeants et
nous ne croyons pas que les « tumeurs véritablement intramédullaires » soient aussi rares qu'ils le disent : et il ne paraît pas que dans de nombreux cas il se soit agi d'une métas-
tase intramédullaire d'une tumeur méningée.

Avant d'exposer l'anatomie pathologique des tumeurs intramédullaires nous croyons intéressant de rappeler la théorie

pathogénique de la syringomyélie que certains auteurs, tels GRIMM, WESTPHAL, SCHULTZE, OPPENHEIM, DÉJERINE, ont soutenue : les cavités syringomyéliques seraient, selon eux, des cavités creusées au centre d'un gliome, soit par dégénérescence de ses parties centrales, soit par désagrégation due à une circulation insuffisante : la dureté extrême du tissu, son indépendance de la substance médullaire dont il est facilement énucléable, la compression qu'il exerce sur la région voisine, qu'il aplatit et détruit, sa grande richesse en cellules sont autant d'arguments qui ont été invoqués à l'appui de cette théorie.

Cependant, d'après PHILIPPE et OBERTHÜR, la syringomyélie ne saurait être considérée comme un néoplasme : elle diffère du gliome habituel des centres nerveux par ses éléments surtout fibrillaires, et de type normals, a limitation presque absolue à la substance grise, sa dégénérescence rapide.

DÉJERINE et THOMAS ont objecté à ces arguments que, dans quelques syringomyélies, le bourgeonnement cellulaire est considérable et qu'il n'est pas exceptionnel de trouver des boyaux névrogliques s'infiltrant dans la substance grise, plus rarement dans la substance blanche, et dont le nombre, la forme, la disposition rappellent de tous points les productions néoplasiques.

Quant à la dégénérescence rapide, elle n'a jamais été observée dans le gliome médullaire central.

Et, d'autre part, on sait que SCHLESINGER a montré que du type gliomateux le plus pur, jusqu'à la syringomyélie et même l'hydromyélie la plus parfaite, la chaîne est ininterrompue et que les atteintes vasculaires typiques se retrouvent souvent dans l'un et l'autre cas. Ces faits sont intéressants au point de vue anatomo-pathologique et histologique, et malgré qu'ils montrent un des modes d'évolution d'une néoplasie intra-médullaire sous une forme un peu spéciale, la syringomyélie, nous éliminerons du cadre de notre description la gliose médullaire qui donne lieu à cette forme clinique spéciale.

Ces tumeurs peuvent naître en un point quelconque de la moelle, aussi bien dans la substance grise que la substance blanche, aussi bien à la région cervicale que dorsale ou lombaire. Cependant leurs sièges de prédilection sont les régions dorsale et cervicale; on ne les observe que rarement aux régions cervico-dorsale et lombaire (deux cas et un cas). Elles frappent de façon inégale les sexes : deux hommes pour une femme; mais si elles sont plus fréquentes à l'âge moyen de la vie, on peut les observer à 9 ans (BATTEN), à 13 ans (KRAUSE), comme à 51 ans (cas de KRAUSE).

Les formes anatomiques sont, par ordre de fréquence :

Le gliome (cas d'Elsberg, Krause, Brun, Cushing, Oppenheim);

Le sarcome (cas de Reichmann, Batten, Church et Eisendrath, Fenger);

Le tubercule (cas de Krauss et Mac Guire, de Krause, Veraguth, Brun);

Le gliosarcome (cas de Elsberg, Hildebrand);

Rarement on observe :

Le neurofibrosarcome (cas de Röpke, von Eiselsberg);

Ou le fibroendothéliome (cas de Nonne);

Ou l'endothéliome (cas de Collins Warren);

Ou l'angiome (cas de Schultze, Gendron et De Martel);

Parfois il s'agit de tumeurs liquides, tel qu'un kyste, kyste non parasitaire, comme dans les cas de Hunt et Woosley, Krause, Von Eiselsberg, Warrington.

Ces tumeurs, si différentes de structure et de connexions, diffèrent également quant à leur étendue; elles progressent en hauteur et non en largeur, mais tandis que les tumeurs d'origine épithéliale et les gliomes ont tendance à s'étendre sur plusieurs segments (cas d'Oppenheim et Krause), les tumeurs d'origine

conjonctive, telles que les gliosarcomes ou fibrosarcomes, sont
moins étendues : les gliosarcomes qu'Elsberg extirpa avaient
5 cm. de long sur 3 cm. de large et 5 cm. sur 2 cm.

Le tubercule constitue une variété fréquente de tumeur
intramédullaire ; il apparaît à toutes les périodes de la vie :
mais surtout entre 30 et 50 ans :

Cas de Krause : 32 ans et 51 ans.

Cas de Krauss et Mac Guire : 36 ans.

Cas de Veraguth et Brun : 32 ans.

Solitaire ou multiple il coïncide généralement avec la tuberculose d'autres organes (cas de KRAUSS et MAC GUIRE) : il
peut siéger en un point quelconque de la moelle, généralement
à la région dorsale. Apporté par le sang il s'arrêtera dans
la substance grise, tandis que s'il suit les tractus méningés
intramédullaires, il se localisera d'abord dans la substance
blanche.

Son volume varie d'un grain de chénevis à une noisette ou
à une amande (VERAGUTH et BRUN, KRAUSS); il forme une
masse dure compacte, faisant corps avec la moelle ; son centre est jaune, sa périphérie grise, demi-transparente. Il peut
soit se ramollir, soit subir l'évolution crétacée.

Autour du tubercule le tissu médullaire prolifère et cette
myélite peut aboutir à un véritablement ramollissement; mais
souvent le tubercule est entouré d'une petite zone de tissu
médullaire intact (cas de KRAUSS et MAC GUIRE).

La durée de l'évolution de ces tubercules est très variable,
et souvent ce sont les lésions pulmonaires surajoutées ou
concomitantes qui emportent le malade.

Le gliome, qui peut atteindre un volume ou plutôt une
étendue très grande, est une tumeur grisâtre, molle, peu
ferme, habituellement destructive, térébrante, de contours
mal limités, rarement encapsulée : cependant, dans plusieurs
cas (ELSBERG et BEER), il s'agissait d'une petite lésion nette-

ment circonscrite, encapsulée ; et qui put être énucléée. C'est une tumeur qui le plus souvent « se substitue à la moelle » au niveau des cornes postérieures où les lésions paraissent avoir débuté, puis envahissent de là les cordons postérieurs pouvant détruire un étage de moelle tout entier (cas de Brun-Krause) : on le rencontre généralement au niveau des régions cervicale et dorsale.

« Ces gliomes sont soit purs, formés d'un réticulum plus « ou moins apparent et de cellules étoilées à prolongements « multiples et effilés, analogues aux cellules en araignées de « la névroglie, soit au contraire mixtes, à la fois gliome et « sarcome, renfermant à côté du tissu névroglique des zones « fuso, ou globo-cellulaires. »

Les dimensions sont variables :

Dans un cas de Krause, le néoplasme diffus intéressait les 8e et 9e segments dorsaux.

Dans un cas de Batten, il s'étendait sur une hauteur de 5 segments au niveau de la région dorsale.

Dans un cas d'Elsberg, il avait 2 cm. de long, et dans un cas de Brun 3 cm. de long sur 0,5 de large.

Parfois le foyer est unique, mais parfois aussi (cas de Brun) le malade peut présenter plusieurs foyers gliomateux disséminés dans la moelle.

C'est ainsi que, dans un cas que nous avons eu l'occasion d'observer, grâce à la bienveillance du Professeur Marie, le malade, un jeune homme de 20 ans, présentait un gliome extra-dural, qui fut découvert lors de l'opération au niveau de la région dorso-lombaire, et plusieurs foyers gliomateux que l'autopsie fit découvrir non seulement en dedans de la dure-mère, mais dans la moelle, au niveau des renflements cervical et lombaire, au niveau du bulbe et du cerveau.

Les gliomes évoluent assez rapidement ; c'est ainsi que, dans un cas de Batten, dix mois après le début des accidents, on trouve des lésions intéressant cinq segments médullaires dorsaux, et que, dans le cas de Brun, au bout de 11 mois, on trouve dans la moelle plusieurs foyers gliomateux et des lésions de dégénérescence des cellules de la voie pyramidale.

Les sarcomes s'observent le plus souvent au niveau de la moelle dorsale : généralement ce sont des tumeurs de petit volume, peu étendues en largeur et en hauteur, qui sont soit nettement circonscrites, soit infiltrantes.

Elles se développent le plus souvent dans la substance grise. Les premiers refoulent excentriquement les éléments de la moelle au niveau desquels elles sont développées, sans les léser : les cellules des cornes antérieures ou postérieures sont aplaties, effilées et les éléments ont pris une disposition concentrique (cas d'ADAMKIEVICZ).

Les seconds infiltrent une région limitée de la moelle, peuvent perforer la dure-mère et il est fréquent d'observer des noyaux sarcomateux sur la pie-mère et les racines (cas de BRUNS et de KREDEL; cas de HILDEBRAND).

Histologiquement on observe les deux variétés bien connues de sarcomes : sarcome fuso-cellulaire, et sarcome globo-cellulaire, ces derniers constituant une forme maligne à évolution rapide.

Les gliosarcomes, qui forment la transition entre les sarcomes et les gliomes proprement dits, s'observent généralement à la région cervicale ou à la région cervico-dorsale (cas d'Elsberg et Hildebrand).

Leur étendue est variable : tantôt ils infiltrent la moelle sur une assez grande hauteur (cas de HILDEBRAND), tantôt ils se présentent sous forme d'une masse régulière, lisse et œdémateuse, de couleur rouge brun, de petit volume (amande), mesurant (cas d'ELSBERG) 5 cm. sur 2, isolable et énucléable.

On les trouve soit au niveau des cornes postérieures, soit au niveau des cordons postérieurs.

Les gliosarcomes sont constitués par du tissu névroglique
à deux stades différents de son évolution : 1° des cellules
névrogliques et un réseau de fibrilles, celles-ci isolées ou pro-
longeant les cellules névrogliques elles-mêmes ;

2° des cellules épithéliales parfois ciliées, cellules épendy-
maires qu'on peut considérer comme un stade embryonnaire
de cellules névrogliques. Ce serait la prédominance de telle ou
telle de ces deux formes cellulaires, principalement l'importance du réseau fibrillaire principal, qui, au dire de Potel et
Vaudeau, déterminerait la consistance, l'indépendance, l'allure
« de la tumeur : « Consistance ferme, indépendance vis-à-vis
« de la moelle, énucléation possible dans les cas où les cellules
« névrogliques adultes et le réseau fibrillaire sont abondants ;
« mollesse, infiltration progressive, dépendance vis-à-vis du
« tissu nerveux, énucléation impossible au cours de l'interven-
« tion dans le cas contraire. »

C'est encore cette structure histologique qui commandera
l'évolution du gliosarcome ; les uns évoluent lentement (cas
d'Elsberg, durée 1 an ; cas d'Hildebrand, durée 2 ans).

Les autres avec une assez grande rapidité. Fischer aurait,
2 mois après le début des symptômes, trouvé un gliosarcome
occupant la hauteur de 2 vertèbres et s'étant substitué à toute
la moitié droite de la moelle.

Les neurofibrosarcomes sont rares : cas de Röpke et von
Eiselsberg. — On les observe généralement à la région dorsale : leur volume est petit ; ils se présentent sous forme d'une
masse ovale, régulière, énucléable, qui, histologiquement, a la
structure du neurofibrome de la maladie de Recklinghausen.

Les endothéliomes (cas de Collins Warren), fibroendo-
théliomes (cas de Nonne), angiomes (cas de Schultze) sont très
rares : les descriptions qu'en donnent les chirurgiens qui les ont
opérés sont trop peu précises pour qu'on puisse connaître
leurs caractères anatomo-pathologiques.

Parmi les tumeurs liquides nous décrirons rapidement les kystes : ceux-ci ont été signalés par Krause, Warrington et Montserrat, Hunt et Woosley. Ils ne semblent pas présenter de caractères particuliers en rapport avec leur siège intra-médullaire : mais l'existence de ces kystes doit faire penser à cette forme de syringomyélie décrite par les auteurs sous le nom d'hydromyélie; deux cas doivent être distingués: ou bien le canal de l'épendyme est simplement dilaté, soit par suite d'un excès de pression dans le liquide épendymaire, la réaction névroglique périépendymaire fait défaut ou est très peu prononcée; ou bien la cavité creusée dans la moelle est absolument indépendante du canal épendymaire; la paroi en est formée par une membrane conjonctive ou papillaire dont le voisinage est parcouru par des vaisseaux à tunique adventice proliférante.

Ces cas sont assez fréquemment observés, et c'est pourquoi il faut être circonspect lorsque l'on cherche à interpréter ces cas de kystes intramédullaires.

D'une façon générale ces tumeurs, en se développant, refoulent peu à peu autour d'elles les tissus normaux de la moelle. Certaines d'entre elles, telles que les sarcomes, peuvent rejeter excentriquement les éléments de la moelle au niveau desquels ils se développent sans les léser (cas d'Adamkievicz), tandis que d'autres, tels que les gliomes, se sont substituées à la moelle, infiltrant les éléments nerveux et faisant corps avec eux.

Ces tumeurs sont à l'étroit dans la moelle : elles y sont soumises à une pression constante, et, dès que l'on a rompu la capsule de tissu nerveux qui les entoure, les tissus néoplasiques font issue par l'orifice ainsi créé.

En se développant, ces tumeurs exercent sur les éléments médullaires et sur les racines une compression de dedans en dehors, d'où résultent des dégénérescences secondaires ascen-

dantes et descendantes.— Le plus souvent le rachis est intact ;
les méninges aussi — quoique, dans certains cas de tumeur à
évolution rapide (sarcome globo-cellulaire), les méninges et
même les racines puissent être envahies.

Dans la majorité des cas ces tumeurs restent médullaires,
ne donnent pas de métastases ; elles sont généralement uniques,
mais peuvent aussi, comme nous l'avons vu, être multiples et
coexister avec une tumeur extramédullaire. Au-dessus de la
tumeur qui l'oblitère, le canal épendymaire se dilate en cavité
régulière syringomyélique, et souvent la tumeur, au cours de
son développement, vient obturer le sac dural constituant un
obstacle à la circulation du liquide céphalo-rachidien, ce qui
explique les résultats si discordants que fournit parfois la
ponction lombaire, et en même temps fait comprendre que,
suivant le lieu où l'on incise la dure-mère, il y ait ou non
écoulement de liquide céphalo-rachidien. KRAUSS ET MAC GUIRE
ont d'ailleurs insisté sur ces faits en écrivant schématiquement
« qu'au-dessus de la tumeur on observe de la rétention de
« liquide céphalo-rachidien, tandis qu'au-dessous il y a absence
« complète de liquide ».

En résumant toutes ces données anatomo-pathologiques
on peut, avec GOWERS, envisager 3 cas qui ont leur intérêt au
point de vue chirurgical et expliqueront qu'en intervenant le
chirurgien puisse espérer soit une guérison, soit seulement
une amélioration : ce sont :

a) ou bien la tumeur est nettement limitée ;

b) ou bien elle est circonscrite à sa périphérie par une zone
de ramollissement ;

c) ou bien elle est fusionnée complètement avec la moelle.
C'est dire que ces tumeurs sont :

Soit énucléables, peu étendues, indépendantes de la moelle,
à évolution lente (sarcomes fusocellulaires, gliosarcomes, exceptionnellement gliomes).

Soit non énucléables, destructives, étendues, à évolution rapide (gliomes, sarcomes globo-cellulaires).

Elles se présenteront au chirurgien avec les caractères suivants :

1° Augmentation du volume de la moelle ;

2° Absence de battements de la moelle, en un point limité ;

3° Modifications de sa couleur.

1° L'augmentation de volume de la moelle est un signe important à ce point que, pour certains auteurs, tels que HILDEBRAND, FLATAU, la dilatation de la moelle est synonyme de tumeur intramédullaire : cette augmentation de volume de la moelle est telle que parfois elle distend la dure-mère elle-même : elle peut porter soit sur toute la largeur de la moelle (cas de GENDRON et de MARTEL, KRAUSE), soit sur une partie seulement (cas de FENGER) : et dans ce cas on pourrait observer, au dire d'ELSBERG, à la limite supérieure de la zone dilatée, un sillon d'étranglement nettement marqué.

2° L'absence de pulsations de la moelle en un point limité est un deuxième caractère important, qui, d'ailleurs, a été signalé dans toutes les observations que nous avons relevées, toute la zone qui est le siège d'une production pathologique ne bat pas ; au-dessus et au-dessous, on note des pulsations nettes qui sont sous la dépendance du pouls et de la respiration et ce signe est très appréciable à la vue.

3° Les modifications dans la couleur de la moelle constituent un autre signe important : ELSBERG et BEER, VON EISELSBERG et CLAIRMONT, KRAUSE ont insisté à ce sujet : la moelle serait très rouge, vascularisée à l'excès, souvent même gris rougeâtre.

Dans un cas KRAUSE aurait remarqué que la couleur et la consistance de la moelle rappelaient celle de l'ivoire.

Ces trois caractères sous lesquels se présentent les tumeurs intramédullaires ne sont pas cependant constants et nous devons signaler les cas rapportés par BRUNS et KERDEL, FLATAU et quelques auteurs : la moelle était normale d'aspect et de volume, et la lésion intramédullaire, ayant passé inaperçue lors de l'intervention, ne fut découverte qu'à l'autopsie ; ou celui de Sänger, qui trouve une moelle amincie, réduite à la moitié de son calibre normal, et où cependant à l'autopsie on découvrit un gliome lombo-sacré.

Cependant ce sont là des fais exceptionnels, et on peut dire qu'au cas de tumeur intramédullaire presque toujours le chirurgien tombe sur une moelle élargie, modifiée dans sa couleur et qui n'est le siège d'aucun battement en un point limité.

Certains chirurgiens, tel Brun, tel Elsberg, ajoutent: modifiée dans sa consistance, et recommandent d'explorer, soit au stylet, soit au doigt, la région de la moelle qui paraît le siège d'une tumeur : un changement de consistance en une zone limitée de la moelle, par comparaison avec les régions voisines, permettra de confirmer le diagnostic de tumeur intramédullaire. Ce sont là des manœuvres dont il est prudent de s'abstenir, ainsi que nous le verrons, et il ne nous paraît pas que le changement de consistance de la moelle en une zone limitée soit un signe que le chirurgien doive rechercher.

2° Evolution clinique.

Si l'on étudie l'évolution d'une tumeur intramédullaire on voit qu'elle entraîne la mort du malade au bout d'un temps plus ou moins long : dans quelques cas l'évolution se précipite, la mort survenant au bout de quelques mois (cas de Nonne) ; dans d'autres, la durée est beaucoup plus longue : Stertz a publié l'observation d'une tumeur intramédullaire qui évolua pendant 10 ans et dans un cas d'Oppenheim la mort se produisit 8 ans après l'apparition des premiers symptômes.

Habituellement chez ces malades la mort survient des suites d'une infection urinaire : cystite avec pyélonéphrite, ou succède à l'apparition d'une escarre sacrée due au decubitus prolongé.

Pendant toute la durée de l'affection apparaissent un certain nombre de symptômes dont les plus importants sont *les douleurs et les paraplégies*. Il semble difficile, tant les aspects cliniques sous lesquels évolue une tumeur intramédullaire sont nombreux, de donner un tableau symptomatique précis de cette affection : « *Les tumeurs développées à l'intérieur de la moelle ou aux dépens des méninges*, écrit GENDRON, *peuvent déterminer des symptômes à peu près identiques* », c'est dire combien le diagnostic entre tumeur intra et extramédullaire sera difficile : le plus souvent c'est sur des nuances cliniques que l'on se basera pour le faire.

Lorsqu'on étudie les observations de tumeurs intramédullaires publiées, on voit que le plus souvent l'évolution de l'affection se fait de la façon suivante :

Le malade accuse d'abord des douleurs, puis de la faiblesse dans les membres et bientôt apparaît une paraplégie motrice et sensitive avec parfois troubles sphinctériens, troubles trophiques et vaso-moteurs, et souvent des troubles locaux consistant en douleur à la pression des apophyses épineuses.

Une observation publiée par FLATAU dans la *Nouvelle Iconographie de la Salpêtrière* en est un exemple typique : c'est pourquoi nous croyons devoir la rapporter intégralement.

Le malade W. F..., âgé de 23 ans, est entré à l'hôpital le 20 juin 1909.

Il y a 3 ans, le malade a pris froid, et a ressenti une forte douleur de la nuque, qui dura deux semaines. En même temps, il avait de la difficulté d'uriner et de la constipation. Quand le malade éternuait il éprouvait la sensation d'un courant passant à travers toute la moitié gauche du corps, la jambe gauche se contractait. Un mois après le début de la maladie, sa jambe gauche devient raide d'une manière spasmodique pendant la marche, les douleurs envahissent cette jambe de même que les contractions spasmodiques nocturnes. La

tête et la moitié supérieure du corps transpirent très intensivement.
Au mois d'août 1906, affaiblissement permanent du membre inférieur gauche, allant toujours en augmentant : douleurs constantes
dans la nuque et dans le membre supérieur droit; fourmillements
dans le membre supérieur gauche. En ce moment, on constate des
troubles sensitifs depuis les mamelons vers le bas et sur la face
interne du bras gauche. Un an après le début de la maladie, légère
amélioration, qui augmente encore après un séjour dans une station
balnéaire. En automne 1907, l'état s'aggrave, le malade ne peut plus
marcher sans s'aider d'une canne. Il se plaint d'une sensation de
tiraillement et de crampe dans la jambe gauche et de douleurs
intenses nocturnes dans la région de la nuque. Ces douleurs siégeaient
aussi au cou, serraient la gorge, et provoquaient la difficulté
d'avaler.

Au mois de janvier 1908, on constate l'état suivant : nerfs craniens sans lésions. Pupilles égales. Le malade tient toujours la tête
penchée un peu en avant et à droite. Les mouvements de la tête en
avant sont bons, en arrière impossibles (douleurs), la rotation est
conservée, les mouvements latéraux sont accompagnés d'une douleur dans la tempe et l'occiput. Les mouvements des membres supérieurs sont normaux. Les réflexes du muscle triceps sont conservés,
les périostaux abolis. Paresthésies dans le membre supérieur gauche
(sensation de brûlure). Les membres supérieurs présentent un affaiblissement très prononcé. Le malade peut marcher, mais doit être
soutenu d'un côté et s'appuie sur une canne de l'autre. La jambe
gauche est plus faible que la droite. Les mouvements de la jambe
gauche provoquent des contractions spasmodiques. La tonicité musculaire dans le membre droit est normale, un peu exagérée à gauche. Les réflexes patellaires sont vifs des deux côtés, le gauche a le
caractère clonique. Les achilléens sont vifs (la gauche clonique). Les
abdominaux manquent. Phénomène de Babinski bilatéral. Rétention
de l'urine et des matières fécales. La sensibilité est notablement trou-
blée depuis la ligne passant au-dessus des mamelons vers le bas. La
sensibilité tactile était émoussée dans cette région d'une façon moins
prononcée sur la jambe et le pied gauches. La sensibilité douloureuse
est affaiblie dans les mêmes régions en avant et jusqu'au cou en
arrière. Elle est abolie encore sur le membre supérieur gauche et
dans une zone limitée en avant par la ligne mamillaire jusqu'en bas
de l'abdomen et en arrière depuis les 3e, 4e jusqu'aux 11e, 12e

segments dorsaux: Les troubles de la sensibilité douloureuse sont moins prononcés dans le membre inférieur gauche. La sensibilité thermique est atteinte dans les mêmes régions que la douloureuse (en arrière, elle envahissait la nuque). Le sens musculaire est troublé aux membres inférieurs (à gauche il est presque aboli). Le tronc est faible. Le malade ne peut changer sa position couchée qu'en s'aidant de ses mains.

Au printemps 1909, l'état du malade s'aggrave tout d'un coup. La paraplégie est complète. Contractions spontanées des jambes. Rétention, parfois incontinence de l'urine. Pas de douleurs.

On pose comme diagnostic probable : **tumeur dans la région cervicale.**

Le 15 mars le Dr Czarkowski pratique une opération : il enlève les 3e et 7e arcs cervicaux et le 1er dorsal. On ne constate pas de tumeur extramédullaire. La moelle paraît large. L'absence complète du liquide céphalo-rachidien nous frappe. Pas de pulsation de la moelle. Période post-opératoire sans complications. Les douleurs de la nuque ont diminué et la transpiration exagérée de la partie supérieure du corps a disparu.

Etat actuel (26 juin 1909). Les pupilles sont égales, réagissent bien à la lumière. Les nerfs craniens normaux. Les mouvements des membres supérieurs sont normaux quant à leur parcours, mais affaiblis quant à leur force (surtout le gauche). Un faible tremblement avec caractère ataxique et intentionnel apparaît quand le malade porte son index gauche au bout du nez. L'avant-bras et surtout la main et les doigts gauches sont froids et cyanosés. Réflexe du muscle triceps faible des deux côtés (surtout à gauche). Réflexes périostaux à droite conservés, à gauche abolis.

Toute la partie supérieure du corps, y compris la face, transpire fortement, ce qui contraste avec le reste du corps qui est normal (la limite en arrière correspond à l'angle inférieur de l'omoplate, en avant au 2e espace intercostal). Membres inférieurs complètement paralysés. Tonicité musculaire notablement exagérée.

Réflexes patellaires vifs (le gauche plus faible) ; achilléens, abolis bilatéralement ; abdominaux, abolis bilatéralement ; crémastériens, conservés ; plantaires, abolis.

La sensibilité est abolie sur les membres inférieurs et sur le tronc. La limite supérieure pour la région hypo-esthésique est en avant une ligne passant au-dessus des mamelons, en arrière, la ligne réunissant les bords supérieurs des omoplates. Aux membres supérieurs, la sensibilité tactile est conservée. Les troubles de la sensibilité douloureuse arrivent en arrière jusqu'à la nuque (vers les 5e, 6e vertèbres cervicales), en avant ils montent peu à peu jusqu'à l'épaule gauche. L'analgésie se porte également sur le membre gauche supérieur. Les troubles de la sensibilité thermique s'élèvent encore plus haut (sur le cou et jusqu'au cuir chevelu et à la nuque). Le sens musculaire est aboli dans les membres inférieurs (le malade se trompe quand on met en mouvement même les grandes articulations telle que la hanche). Les derniers mois, le malade a de la fièvre, la température atteint 40° 6 (38 et 39 étaient le niveau ordinaire). En même temps survient de la cystite. Le malade maigrit et s'affaibit de plus en plus, il se plaint de nausées, la langue est sèche ; profonde escarre sacrée. Pouls accéléré (98-132).

Le 29 juillet 1909, le malade présente des réflexes patellaires vifs (pendant deux semaines le gauche est minime), les achilléens et les plantaires sont abolis. Enorme escarre sacrée. L'anesthésie est complète dans les régions décrites plus haut.

Le malade affirme qu'il se rend compte du besoin de défécation.

Le 15 août 1909, incontinence de l'urine. Impossibilité d'avaler la nourriture solide et difficulté d'avaler les liquides.

Mort le 19 août 1909.

L'autopsie a montré qu'il s'agissait d'une tumeur intramédullaire développée aux dépens des 7e et 8e segments cervicaux et du 1er segment dorsal. La coupe microscopique pratiquée à travers le segment le plus touché par la présence de la tumeur (1er segment dorsal) montre la présence d'un néoplasme nommé cromatophorome.

A cette observation de FLATAU nous pourrions en ajouter d'autres qui montreraient que bien souvent le tableau clinique rappelle celui d'une tumeur extramédullaire (voir observ. VÉRAGUTH et BRUN, SCHULTZE, BATTEN, HILDEBRAND, KRAUSS et MAC GUIRE, etc.), et nous voyons que la plupart des symptômes décrits dans les tumeurs extramédullaires s'observent aussi. Cependant on doit signaler quelques nuances cliniques importantes pour le diagnostic.

Les douleurs ne sont pas, comme au cas de tumeur extra-médullaire, des douleurs lancinantes, atroces, que le malade compare à des piqûres, des brûlures, des coups de poignard. OPPENHEIM dit qu'elles sont d'intensité moyenne et ce caractère est relevé dans de nombreuses observations. Mais il faut remarquer que parfois elles sont très vives (HILDEBRAND, GLASER) et qu'elles pourront être réveillées par la pression sur une apophyse épineuse (BRUN. — KRAUSS et MAC GUIRE. — ELSBERG).

Assez souvent elles seraient bilatérales d'emblée (GOWERS), contrairement aux douleurs des tumeurs extramédullaires, qui, d'abord unilatérales et siégeant du même côté que la tumeur, deviennent bilatérales au bout de peu de temps.

Le caractère radiculaire de ces douleurs n'est pas aussi net qu'au cas de tumeur extramédullaire ; c'est là un signe sur lequel insiste GENDRON : en effet ce n'est qu'exceptionnellement, comme dans l'observation de FLATAU ou dans quelques autres rares que l'on voit signalé un symptôme important des radiculites : leur exagération par la toux et l'éternuement.

Il faut bien savoir que, pour fréquentes qu'elles soient, *ces douleurs ne sont pas constantes,* et l'on peut citer à leur sujet les observations de GENDRON, VON EISELSBERG et CLAIRMONT, et de quelques autres où ces douleurs font défaut : c'est là, d'ailleurs, un signe différentiel sur lequel MALAISÉ insiste dans ses publications, et à propos duquel on peut, croyons-nous, pouvoir dire : étant donné que presque toujours les tumeurs extramédullaires débutent par des douleurs radiculaires, l'absence de ces douleurs est un signe négatif qui peut avoir pour le diagnostic une importance capitale.

On peut aussi observer des contractions dans certains groupes musculaires, et, au dire de MALAISÉ, les *trémulations fibrillaires* seraient très fréquentes.

En même temps que les douleurs, parfois après elles, apparaissent des signes traduisant l'interruption des voies médullaires.

Ce n'est qu'assez rarement qu'on voit signalé le syndrome de Brown-Séquard ; soit au complet : paralysie motrice spastique avec troubles du sens musculaire d'un côté, et anesthésie à la douleur, au tact et à la température du côté opposé ; — soit incomplet, comme dans l'observation de FLATAU ou dans celle de SCHULTZE.

L'absence du syndrome de Brown-Séquard doit attirer l'attention du clinicien et pourrait lui faire éliminer l'hypothèse d'une tumeur extramédullaire ; on sait en effet que la constatation du syndrome de Brown-Séquard implique l'idée d'une compression latérale de la moelle, et l'observation clinique a montré que les tumeurs des méninges spinales étaient la cause la plus fréquente d'hémi-compression de la moelle.

Mais à mesure que la lésion évolue apparaissent *des paraplégies motrice et sensitive.*

Les deux formes de paraplégie motrice que GENDRON a décrites au cas de tumeur extramédullaire s'observent aussi : *paraplégie spastique à forme de tabès dorsal spasmodique* (KRAUSE-REICHMANN), *ou paraplégie avec contractures en flexion* (VON EISELSBERG, CLAIRMONT, RÖPKE, BATTEN).

Peut-être le caractère spasmodique de la paraplégie serait-il moins prononcé qu'au cas de tumeur extramédullaire.

A la paraplégie s'ajoutent des troubles de la sensibilité : qu'il s'agisse de sensibilité superficielle, signalée dans de nombreuses observations, ou profonde (musculaire, osseuse, tendineuse), comme dans le cas de ROUX et PAVIOT : ces troubles ne portent pas d'ailleurs sur tous les modes et on peut observer des dissociations syringomyéliques (MALAISÉ-HILDEBRAND) : c'est là un symptôme sur lequel insistent beaucoup d'auteurs : mais s'il est plus fréquent au cas de tumeur extramédullaire, il faut noter que bien souvent aussi on l'observe au cas de tumeur intramédullaire.

Cependant ces troubles de la sensibilité objective ne sont pas constants (observations de Gendron-Röpke).

Quant aux autres symptômes qui sont signalés au cas de lésions de la moelle, ils seraient peut-être un peu plus fréquents au cas de tumeur intramédullaire qu'au cas de tumeur extramédullaire ; il en est ainsi *des troubles trophiques, vasomoteurs et sphinctériens*.

Sans doute *les troubles sphinctériens* varient suivant le siège de la lésion médullaire, mais il faut noter leur grande fréquence au cas de tumeur intramédullaire ; parfois même ce sont eux qui ouvrent la scène, qu'il s'agisse d'incontinence, ou de rétention d'urine, ou de matières fécales. C'est là un symptôme qui est signalé dans de nombreuses observations. Oppenheim cependant le discute, et dans une de ses observations il écrit : « *Les troubles vésicaux manquaient presque complètement, tandis qu'existait de l'incontinence des matières fécales : en effet, de la rétention qui est peu habituelle au cours des compressions de la moelle ne s'observe pas fréquemment au cas d'affections intramédullaires.* »

Les troubles trophiques sont assez fréquemment signalés, notamment l'atrophie musculaire (Elsberg, Hildebrand, Krause) : c'est là un symptôme sur lequel insiste Gowers : lorsque l'atrophie musculaire existe, elle indique en tout cas une lésion assez étendue ; c'est là une application de la loi de Sherrington : un muscle déterminé, tout comme un territoire cutané déterminé, reçoit son innervation de trois segments médullaires : aussi *l'atrophie musculaire n'existera-t-elle dans un groupe musculaire que si les trois racines antérieures qui l'innervent sont incapables de conduction :* une seule racine capable de fonctionner pouvant empêcher les manifestations paralytiques.

Quant aux *troubles vaso-moteurs*, ils sont fréquents et lorsqu'ils existent sont généralement assez prononcés (Flatau-Schultze-Gendron).

Les signes locaux, tels que : douleur à la pression ou percussion des apophyses épineuses, nettement localisée au niveau de la tumeur supposée, ou comme dans le cas de Flatau des contractures des masses musculaires cervicales, ne sont pas l'apanage des tumeurs intramédullaires.

On a aussi signalé, comme au cas de tumeur extramédullaire, des *troubles ataxiques* (Elsberg, Nonne, Veraguth et Brun) ;

Des formes à début *par une paraplégie évoluant rapidement* (Krause) ;

Ou une forme évoluant *avec absence de douleurs et absence de troubles de la sensibilité objective.*

On voit en somme que les symptômes des tumeurs intramédullaires sont, à quelque nuance près, les mêmes que ceux des tumeurs extramédullaires, et ce sont ces nuances sur lesquelles nous voulons insister :

Lorsque, par l'analyse et l'étude des symptômes que présente le malade, on a fait le diagnostic de compression de la moelle par une tumeur, on penchera pour l'existence d'une tumeur intramédullaire, en présence de :

a) *Douleurs d'intensité moyenne, à caractère radiculaire peu marqué, fréquemment bilatérales d'emblée ;*

b) *Absence de syndrome de Brown-Séquard ;*

c) *Absence de mouvements involontaires de flexion des membres ;*

d) *Dissociation syringomyélique de la sensibilité ;*

e) *Présence de troubles sphinctériens vaso-moteurs et trophiques marqués :*

f) *Et surtout l'évolution de l'affection.*

Il est fréquent en effet d'observer une évolution qui rappelle

celle de la myélite aiguë ou subaiguë (cas de Gendron) ; c'est
dire que les symptômes n'évoluent pas lentement et progressivement, mais par poussées, avec rémissions variables comme
durée ; d'autre part, ces tumeurs ayant plus de tendance à s'é-
tendre en hauteur qu'en largeur, on note le caractère ascendant
des symptômes morbides et pendant l'évolution de ces tumeurs
on peut constater des variations du niveau de l'anesthésie.

On voit combien il est délicat, lorsqu'on est arrivé après
l'analyse des symptômes à porter le diagnostic de compression
de la moelle, de dire s'il s'agit d'une tumeur intra ou extramédullaire ; aussi avait-on pensé tirer de l'examen du liquide
céphalo-rachidien quelques signes capables de mettre sur la
voie du diagnostic. On sait que le liquide céphalo-rachidien,
au cas de compression médullaire, contient fréquemment de
l'albumine en grande quantité, sans augmentation du nombre
des éléments cellulaires, avec réaction xantho-chromique. C'est
là l'indice d'un processus pathologique qui atteint la moelle,
et qui disparaît lorsque l'obstacle est levé ; mais cela ne veut
pas dire qu'il s'agisse de tumeur intra plutôt qu'extramédullaire.

Mais, s'il est difficile de faire le diagnostic de tumeur intramédullaire, on peut cependant déterminer à quelle hauteur siège
la lésion, en se basant sur l'existence des symptômes médullaires,
tels que : état des réflexes cutanés et tendineux, troubles de la
sensibilité, exagération des réflexes cutanés de défense, troubles sudoraux, vaso-moteurs et thermiques et sur l'existence de
symptômes radiculaires observés dans les territoires répon-
dant aux segments directement intéressés par la tumeur.
Gendron, dans sa thèse, a discuté la valeur de ces signes objec-
tifs, en même temps que celle des signes subjectifs, tels que
douleurs spontanées et douleurs provoquées à la pression sur
une vertèbre : aussi croyons-nous devoir renvoyer à son travail, insistant cependant sur le soin avec lequel doit être déter-

miné à quelle hauteur siège la lésion ; fait capital au point de vue chirurgical.

Il est encore un point intéressant à préciser : peut-on diagnostiquer la valeur fonctionnelle de la moelle et dire si, la lésion levée, la fonction reviendra, au moins partiellement ?

Il semble bien difficile, d'après les signes cliniques, d'apprécier la valeur fonctionnelle de la moelle.

GENDRON, discutant la valeur du syndrome de BASTIAN, a montré qu'elle n'était pas absolue. L'apparition de ce syndrome succédant à une paraplégie spasmodique, c'est-à-dire l'abolition des réflexes, de la motilité, de la sensibilité, est toujours d'un mauvais pronostic, quoique n'impliquant pas une lésion équivalente à la section de la moelle.

Et à l'appui de son opinion il fait la critique de plusieurs observations signalées par ALLEN, FABRITIUS, SÉVERINO (thèse Gendron, p. 92).

Par contre il attache plus d'importance à deux constatations cliniques faites l'une par MM. BABINSKI et JARKOWSKI, l'autre par MM. BABINSKI, BARRÉ, JARKOWSKI. Et nous ne pouvons mieux faire que de citer le passage de sa thèse qui y a trait.

« MM. BABINSKI et JARKOSWSKI ont montré que, dans des cas
« de paraplégie spasmodique où la motilité volitionnelle semble
« complètement abolie, on peut parfois la faire réapparaître
« transitoirement par certains procédés. Quand on applique
« les électrodes d'un appareil faradique des deux côtés du
« genou, par exemple, le malade devient momentanément capa-
« ble d'accomplir au commandement des mouvements de
« flexion et d'extension de la jambe et de la cuisse. Cette *réap-*
« *parition de la motilité volitionnelle* peut encore être provo-
« quée d'une manière frappante par l'application de la bande
« d'Esmarch. On comprime le membre inférieur jusqu'à la
« partie moyenne de la cuisse d'une manière énergique pour
« produire une anémie profonde du membre et on laisse la

« bande de vingt à vingt-cinq minutes. A la suite de cette cons-
« triction on constate l'anémie du membre, la disparition de
« l'épilepsie spinale, l'abolition des réflexes tendineux, et du
« signe de l'orteil, et l'exagération des réflexes cutanés de
« défense. Quelques instants après, le malade peut exécuter
« spontanément quelques mouvements. Ce retour de la moti-
« lité volitionnelle ne dure que quelques minutes. Cette réap-
« parition, quoique transitoire, prouve que la lésion du sys-
« tème nerveux n'est pas profondément destructive. Elle a sur-
« tout une valeur pratique dans les cas de néoplasie, lorsque se
« pose la question d'une intervention chirurgicale. L'opération
« est d'autant plus tentante que les mouvements volitionnels
« provoqués par ces manœuvres sont plus étendus. »

D'autre part, MM. BABINSKI, BARRÉ et JARKOWSKI ont attiré
l'attention sur la *persistance de zones sensibles dans le territoire des racines sacrées inférieures* au cours de certaines
paraplégies d'origine médullaire.

« La constatation de ces zones sensibles permet d'affirmer
« que la lésion médullaire n'intéresse pas la moelle dans toute
« son étendue, et l'on pourra peut-être apprécier, d'après l'éten-
« due de cette zone sacrée intacte, le degré de profondeur de la
« lésion. »

Peut-être pourrait-on appliquer aux tumeurs intramédullaires les conclusions de SENCERT, LAMBERT et BOUIN au sujet du
diagnostic des lésions totales de la moelle au cas de traumatisme.

A la suite d'expériences qu'ils ont faites sur le lapin et le
chien, ces auteurs concluent que *la lésion destructive totale de
la moelle abolit l'excitabilité et la conductibilité des nerfs*
séparés de leur cellule d'origine et se traduit à l'exploration
électrique par l'apparition rapide de la réaction de dégénérescence, *tandis que les lésions non destructives abolissent la
conductibilité nerveuse, tout en laissant intacte ou peu atteinte*

l'excitabilité de ces mêmes nerfs, et se traduisent par la non-
apparition rapide de la réaction de dégénérescence.

Les observations cliniques concordent absolument avec les
résultats des recherches expérimentales faites par ces auteurs,
et, en se basant sur elles, peut-être pourrait-on, au cas de
paraplégie par tumeur intramédullaire, diagnostiquer la valeur
fonctionnelle de la moelle. La question mérite d'être étudiée ;
peut-être, en utilisant cette méthode, le chirurgien pourrait-il
non seulement faire un pronostic raisonné du résultat futur
de son intervention, mais encore mieux préciser les indications opératoires.

CHAPITRE III

INDICATIONS OPÉRATOIRES

En étudiant les données que nous fournit l'anatomie pathologique des tumeurs intramédullaires on voit que, *dans plus de la moitié des cas, elles sont extirpables*, et qu'au lieu d'envahir par destruction progressive les éléments nobles de la moelle elles se développent excentriquement et refoulent le tissu nerveux.

Dans le reste des cas, ces tumeurs, évoluant rapidement, se substituent en quelque sorte à la moelle, le plus souvent elles paraissent avoir débuté au niveau des cornes postérieures pour de là envahir les cordons postérieurs, pouvant détruire un étage tout entier de la moelle.

Contre les tumeurs intramédullaires la thérapeutique médicale est impuissante : on a même essayé, sans succès d'ailleurs, des séances de radiothérapie médullaire, et si, dans quelques cas, l'application des rayons X fut suivie d'une amélioration rapide des symptômes, ce fut d'une façon passagère, car, au bout de très peu de temps, les symptômes, dont la marche avait été entravée, continuèrent leur évolution progressive et fatale.

Aussi doit-on intervenir chirurgicalement, car l'opération au cas de tumeur intramédullaire peut donner, dans de nombreux cas, des résultats heureux.

Il est évident que le but que le chirurgien doit poursuivre, est l'extirpation de la tumeur ; il tentera de pratiquer une opé-

tion curative, c'est-à-dire une opération complète, mais,dans
bien des cas, soit que l'état général du sujet soit trop atteint,
soit que, après incision de la moelle, il ait reconnu l'impossibilité de mener à bien l'extirpation de la tumeur, le chirurgien devra se contenter d'une opération palliative : ce faisant,
il sera encore utile au malade, car on voit parfois survenir,
après des opérations palliatives,une amélioration notable des
symptômes: la laminectomie décompressive ayant, dans ce cas,
vis-à-vis des lésions médullaires,le même rôle que la trépana-
tion décompressive vis-à-vis des lésions cérébrales : ainsi par-
lent des cas de Hildebrand, Bruns et Kredel, Flatau.

Voyons maintenant quelles sont les indications et contre-
indications de cette laminectomie.

L'opération pourra être pratiquée même chez les jeunes
sujets (Batten-Krause) et il est évident qu'elle doit être réser-
vée au cas où la tumeur est *primitive;* il faut aussi, pour que
la tumeur puisse être extirpée, qu'elle soit *unique :* ce sont les
tumeurs dures, encapsulées, peu vasculaires,qui sont les plus
favorables à l'acte chirurgical, et, à moins qu'il ne soit exces-
sif, le volume de la tumeur ne constitue pas une contre-indication à l'opération radicale : ainsi, dans plusieurs cas qu'il
a rapportés, Elsberg a extirpé des tumeurs de dimensions
assez grandes : 5cm. sur 3cm., 3cm. sur 2, et dans aucun des
cas qu'il a relatés le malade ne présenta après l'intervention
de signes de choc.

Peut-on dire comme certains chirurgiens, tel Elsberg, tel
Rothmann, que toutes les variétés des tumeurs intramédullaires sont justiciables du traitement curatif? Nous ne le pensons pas et croyons devoir faire des réserves à ce sujet.

Une fois la dure-mère ouverte, deux cas se présentent :

a) ou la lésion est limitée ;

b) ou la lésion est étendue

et nous croyons pouvoir dire que c'est l'étendue des lésions
qui dictera au chirurgien sa conduite.

Si la lésion est limitée, il pourra tenter de l'extirper.

Si la lésion est étendue, il se contentera de faire une opération
palliative.

Les tumeurs bénignes sont les plus favorables à l'intervention : l'extirpation des *angiomes* est indiquée toutes les fois
qu'elle est possible, car ces tumeurs exposent dans certains
cas, par leur volume et la multiplicité des vaisseaux qui les
constituent, à des hémorragies redoutables ; cependant il en
est qui, par leur étendue, sont absolument inextirpables (il en
était ainsi dans le cas de DE MARTEL et GENDRON).

Les kystes simples, qui ont le plus souvent une origine trau-
matique, seront traités par l'incision ou mieux l'extirpation de
la poche, qui généralement se laissera énucléer facilement de
la substance médullaire environnante.

Les tumeurs malignes sont également justiciables de
l'éxérèse, lorsqu'elles sont assez limitées pour pouvoir être
enlevées en totalité (voir à ce sujet les observations annexées
à ce travail); quoique les récidives doivent être à craindre, des
résultats encourageants ont été signalés par les auteurs ; sans
parler de guérisons *définitives*, car nous savons ce que vaut
trop souvent ce terme appliqué au traitement du cancer, on
cite une assez grande quantité de guérisons.

Souhaitons que les chirurgiens qui les ont opérées nous
disent ce qu'ils entendent par ce terme de guérison.

Lorsqu'on est en présence d'un *tubercule solitaire et primi-
tif*, l'extirpation doit être tentée tout en faisant des réserves
sur la possibilité d'une récidive et d'une généralisation de la
tuberculose. La contre-indication à l'opération curative est surtout créée par l'existence d'une tuberculose viscérale avancée.

En dehors des contre-indications tirées de la nature des
lésions, il en est d'autres qui découlent tout naturellement de

l'état du sujet et à propos desquelles il serait banal d'insister : telles sont l'âge avancé du malade, une cachexie plus ou moins prononcée, l'existence d'albumine, de diabète, ou de lésion viscérale concomitante.

◆ Peut-on, comme le dit KRAUSE et comme il eut l'occasion de le faire, avec un heureux résultat d'ailleurs, pratiquer une laminectomie chez un sujet porteur d'escarres sacrées : nous ne le croyons pas, d'autant plus que ce serait aller au devant d'une infection probable dont tous les traitements antiseptiques ne sauraient triompher.

Nous pouvons donc dire en guise de conclusion :

Les tumeurs intramédullaires sont susceptibles d'être extirpées, à condition qu'elles soient primitives, uniques, bien circonscrites, et autant que possible de petit volume. Dans tous les cas, il y aura un intérêt majeur à opérer le plus tôt possible, car moins la tumeur est volumineuse, plus elle est circonscrite, et plus son extirpation sera facile, et moins la substance médullaire environnante lésée par le traumatisme opératoire sera considérable : de plus, il est bon d'opérer à une époque où les éléments nerveux ne sont pas encore dégénérés et où la lésion n'est pas irrémédiable ; enfin, dans les interventions précoces, les chances d'insuccès liées au mauvais état général du sujet, à l'affaiblissement progressif de son organisme par les douleurs, par l'évolution des lésions pourront être évitées. Encore faut-il, pour s'éviter des déboires, posséder une technique précise et qui mette à l'abri des accidents si fréquents au cas de laminectomie : c'est ce que nous voulons essayer de faire dans les pages qui suivent.

CHAPITRE IV

ÉTUDE ANATOMIQUE ET PHYSIOLOGIQUE
DE LA MOELLE

Cependant, avant de décrire le procédé de laminectomie et la technique que nous proposons, il importe de démontrer qu'anatomiquement et physiologiquement l'incision de la moelle est possible, l'intervention ne causant pas de lésions importantes et définitives des segments médullaires sur lesquels elle porte, ou des segments voisins, ainsi que permet.de le penser l'étude des dégénérescences wallériennes.

Au point de vue anatomique la moelle est formée, très schématiquement, d'éléments nerveux et de vaisseaux : c'est en quelque sorte un manteau de substance blanche entourant une partie centrale grise. La substance blanche est formée de fibres à myéline, la substance grise de cellules nerveuses et de fibres sans myéline. La moelle est vascularisée par les artères spinales antérieures et postérieures. Chez le fœtus, lorsque la moelle est déjà formée, et avant que n'apparaisse la différenciation des cordons médullaires, les branches des artères spinales pénètrent l'axe nerveux par sa périphérie : à ce moment la segmentation de la moelle est facile à reconnaître, un segment étant représenté par le territoire qu'irriguent les branches de l'artère segmentaire. Mais à mesure que la moelle se développe et que la différenciation en cordons, antérieurs, postérieurs, latéraux, s'accentue, la nutrition devient plus active et les artères se développent d'autant plus que les centres auxquels elles se rendent doivent remplir des fonctions plus importantes. Et ainsi la segmentation de la moelle a disparu : elle apparaît comme un organe de conduction et de transmission que les artères ont remanié; l'étude de ces vaisseaux a été reprise par Tanon : pour cet auteur, les artères spinales antérieure et postéreure sont bien les vaisseaux nourriciers de la moelle; mais tandis que les classiques n'admettent que des artères grêles et des. artères grandes radiculaires, les unes à peu près constantes, les autres variables, il faut admettre qu'il existe des artères intermédiaires entre les grêles et les grandes radiculaires et qui ont un territoire de distribution plus restreint.

On pourrait donc classer les artères de la moelle en trois groupes, d'après leur importance et l'étendue de leur territoire :

a) les artères grêles exclusivement radiculaires;

b) les artères moyennes, radiculo-pie-mériennes ;

c) les artères principales radiculo-médullaires.

La région dorsale est la région des artères grêles et moyennes.

La région lombaire est celle des artères principales. Ces artères ont leurs troncs de pénétration horizontaux, mais leurs arborisations terminales sont verticales, parallèles au grand axe de l'organe, et, d'autre part, elles sont terminales : elles ne s'anastomosent ni avec les artères voisines ni avec les artères opposées, les périphériques ne s'unissant pas aux centrales, et les centrales droite et gauche étant indépendantes. Si nous nous sommes un peu étendus sur les artères de la moelle, c'est que leur disposition est intéressante au point de vue chirurgical.

L'expérimentation a montré, en effet, que la lésion d'une artère grêle n'a, au point de vue du fonctionnement ultérieur de la moelle, qu'une importance minime, tandis que la lésion d'une artère moyenne entraîne de la myélite parenchymateuse limitée à un segment de la moelle avec intégrité de l'axe spinal au-dessus et au-dessous de la lésion : cliniquement ce fait semble confirmé par l'analyse de deux observations de GAUCKLER et ROUSSY, et d'HOMOLLE.

Quant à la lésion d'une artère principale, elle déterminerait des troubles dans les fonctions d'innervation de toute la partie inférieure du corps, en particulier des troubles moteurs, car les artères principales ont une distribution motrice : les troubles sensitifs s'y ajouteront si le territoire de l'artère est aussi postérieur. C'est ainsi qu'il existerait, au niveau de la région lombaire, sur une hauteur de quelques millimètres, une *zone dangereuse* qui pourrait être figurée par un triangle incliné en haut et en dedans, dont le sommet tronqué aboutirait au point d'émergence des racines 1, 2, 3, lombaires, et dont la base serait figurée par la ligne qui joint les 1er, 2e, 3e trous de conjugaison lombaire : l'artère principale y passe, dont la lésion détermine l'ischémie de toute la partie inférieure de la moelle (TANON).

Sans être taxé de trop de hardiesse opératoire, on peut, en se basant sur l'analyse des observations et en étudiant les résultats opératoires, poser en principe que l'incision de la moelle est possible anatomiquement : les lésions qu'on aurait observées au point de vue expérimental et dans un cas (HEILE) au point de vue opératoire sont exceptionnelles : en incisant prudemment la moelle en certaines régions, comme nous le verrons lors de l'exposé de la technique de la laminectomie, et en dissociant prudemment avec un instrument mousse-spatule ou crochet à strabotomie (ELSBERG) les fibres des cordons, on n'observe ultérieurement aucun de ces cas de myélite par défaut de vascularisation qu'ont signalés quelques auteurs.

Quant à l'élément nerveux qui entre dans la constitution de la moelle, il ne semble pas souffrir au cours d'une incision de celle-ci ; on connaît la propriété qu'a le neurone de se régénérer après section : cette régénération se ferait par le bout central, ainsi qu'il résulte des expériences de Ranvier sur les nerfs de la cornée du lapin ; de Van Lair, qui, après avoir coupé les nerfs périphériques, facilite la communication entre le bout central et le bout périphérique en les unissant au moyen d'un tube d'os décalcifié ; et de Langley et Anderson, qui pratiquent sur un même nerf des sections répétées.

Quant au bout périphérique, il serait, au dire de Schiff, Vulpian, Philippaux et Bethe, susceptible de régénération autogène, « sans intervention d'une influence émanée des centres nerveux ».

Les expériences de Ramon y Cajal ont mis la question au point et ont montré que la régénération part du bout central et que le bout périphérique dégénère, mais que les choses se passent différemment, suivant qu'il y a section simple ou destruction.

Dans le 1er cas, régénération rapide : à la fin du 2e mois la régénération est faite.

Dans le 2e cas, ralentissement considérable, s'il y a seulement légère dilacération : les fibres n'apparaissant qu'au 10e jour.

Si le nerf est enfoui expérimentalement dans un muscle, ce n'est qu'au 25e jour que les fibres nouvelles apparaissent.

Enfin, si on a arraché le bout central, on ne voit plus que très difficilement les fibres nouvelles, elles sont noyées dans le tissu avoisinant, la régénération est réduite à très peu de chose. Cependant, à assez grande distance, on trouve des fibres qui ont essayé de contourner les obstacles ; beaucoup se perdent, un très petit nombre arrivent : et ces considérations montrent l'importance considérable du tissu interposé.

Ces conclusions de Ramon y Cajal prouvent bien l'innocuité des incisions faites au niveau de la moelle : à condition toutefois que la lésion de l'élément nerveux ne soit pas une lésion destructive.

Une observation d'Elsberg est d'ailleurs typique à ce sujet :

« Par accident, en incisant la dure-mère au niveau d'un épais-
« sissement de la moelle, on avait fait deux petites entailles
« à la moelle par où du tissu néoplasique commença à faire
« saillie. Ultérieurement on put enlever la tumeur, lors d'une
« seconde intervention, et aucun accident ne suivit cette bles-
« sure de la moelle. »

Peut-être pourrait-on objecter que ces considérations sur
lesquelles nous nous basons sont le résultat de sections faites sur
les nerfs périphériques, et non pas sur la moelle elle-même :
nous répondrons en invoquant les expériences de Spallan-
zani sur le triton et celle de Brown-Sequard sur le pigeon ; un
fait est incontestable : la régénération, avec tous ses éléments,
de la moelle chez les espèces inférieures.

Par contre, chez les animaux supérieurs, il ne semble pas
qu'il en soit ainsi : les documents histologiques sont absolument contraires à l'hypothèse de la régénération médullaire,
et Traoth, dans ses expériences sur le singe et dans ses exa-
mens de moelle humaine, n'a jamais rien vu qu'on pût prendre pour un semblant de régénération des éléments nerveux.
« Il est vrai, ajoute-t-il, que je n'ai jamais eu à ma disposi-
« tion de moelles avec lésions datant de plus de sept mois,
« mais, à cette époque, les fibres dégénérées sont complètement
« résorbées, et à leur place il n'y a plus qu'une cicatrice con-
« jonctive. »

Aussi, à défaut de faits expérimentaux probants, faut-il
interroger les faits cliniques. L'étude des lésions de la moelle
au cours des fractures vertébrales ainsi qu'au cas de plaie par
un instrument tranchant est très instructive à cet égard.

Dans les lésions partielles de la moelle où coexistent, iné-
galement réparties, des lésions destructives et non destructives,
la réparation anatomique intégrale peut se faire pour toutes
les lésions non destructives d'emblée ; s'il s'agit de lésions uni-
quement non destructives, la réparation anatomique et fonc-

tionnelle peut être totale; s'il s'agit de lésions destructives compliquées de lésions non destructives, la réparation sera partielle, à condition que la cause des lésions non destructives ne persiste pas; mais si la cause des lésions non destructives persiste (compression, irritation), il y aura absence de réparation et aggravation plus ou moins totale des lésions.

Mais, dit SENCERT, « il ne faudrait pourtant pas croire que, « dans les lésions partielles de la moelle, la réparation fonc-« tionnelle soit exactement parallèle à la réparation anatomi-« que ». En effet la suppléance des fibres nerveuses détruites par les fibres voisines et les fibres homologues, du côté opposé de la moelle, assure la réparation parfois complète des fonctions nerveuses (sans qu'on puisse expliquer ces suppléances fonctionnelles) dans des cas de solution partielle et même dans des cas d'hémisection complète.

C'est ainsi que l'expérience démontre que les hémisections de la moelle avec syndrome de Brown-Séquard sont susceptibles d'une amélioration spontanée des troubles observés, qui va parfois jusqu'à la guérison presque complète : et les observations publiées en grand nombre sont très probantes à ce point de vue (CHARCOT, RAYMOND, BABINSKI, VINCENT, SOUQUES), et tout récemment encore M. BABINSKI en a publié un bel exemple. D'ailleurs, dans la thèse de BOUVIER, se trouvent colligées de nombreuses observations qui viennent confirmer ces constatations anatomo-cliniques.

Par contre dans les lésions totales de la moelle tous les éléments médullaires sont complètement et immédiatement détruits à un certain degré : en pareil cas, la réparation anatomique du segment médullaire détruit est considérée comme impossible, et tout le segment médullaire sous-jacent à la partie lésée est définitivement perdu : pourtant, certains chirurgiens américains, ainsi que KRAUSE le rappelle dans son ouvrage, ont prétendu pouvoir obtenir dans les cas de lésion totale par section, la réparation anatomique et fonctionnelle de la moelle sectionnée. Sans vouloir suspecter leur bonne foi scientifique, on peut faire remarquer que cette affirmation est en opposition complète avec tout ce que l'expérimentation et la clinique nous ont appris sur la régénération de la moelle. En effet, s'il est vrai que, dans la moelle complètement sectionnée, il y a ébauche de régénération anatomique, il faut savoir que cette régénération se borne à la production de quelques fibres nerveuses courtes, lesquelles ne peuvent se mettre en rapport avec la substance sous-jacente, ni établir la moindre connexion utile entre les neurones sus-jacents à la section et les neurones sous-jacents. Il y a donc, dit Sencert, « ébauche de régénération anatomique, absence complète de régénération fonctionnelle ».

Récemment Rothmann, étudiant la question de l'intervention au cas de tumeur intramédullaire, est arrivé à des conclusions très hardies : nous croyons utile et intéressant de les résumer.

Les données de la physiologie expérimentale chez les chiens et les singes comparées à celles des blessures de la moelle chez l'homme montrent que la perte des cordons postérieurs n'est suivie que de très légers troubles fonctionnels : chez le chien, après section des cordons postérieurs, à peine observe-t-on quelques troubles.

Chez le singe une incision pratiquée au travers des deux cordons postérieurs à la partie supérieure de la moelle cervicale n'entraîne pas la plus petite modification de la sensibilité au tact; on n'observe qu'une légère ataxie des extrémités antérieures.

Chez l'homme, la section des cordons postérieurs entraînerait des anomalies du sens des attitudes, mais la sensibilité au tact persiste lorsque les autres cordons médullaires sont intacts.

Bien souvent la substance grise elle-même est intéressée en

même temps que les cordons postérieurs : or, sa destruction ne détermine que quelques légers troubles, d'ordre trophique surtout,localisés à quelques segments musculaires seulement : et ces atrophies sont ou bien de peu d'importance au point de vue fonctionnel, ou bien peuvent être améliorées dans la suite par des transplantations musculaires et tendineuses : ces troubles s'observent lorsque la section se borne à un ou deux segments médullaires.

Seul le 4ᵉ segment cervical fait exception, car il renferme les noyaux du phrénique : c'est ce qui explique qu'ELSBERG et BEER aient perdu deux malades de paralysie respiratoire après intervention portant sur la moelle cervicale; et si le malade de VÉRAGUTH et BRUN a survécu, malgré qu'avant l'intervention il existât une paralysie du phrénique, c'est que la lésion était unilatérale.

On peut donc conclure, selon ROTHMANN, que : « l'ablation « d'une tumeur intramédullaire avec destruction des cordons « postérieurs et de la substance grise du segment médullaire « considéré est possible sans entraîner de graves lésions et « sans mettre en danger la vie du malade. »

Mais dans beaucoup de cas ces tumeurs centrales intéressent les cordons antérieurs en partie ou même intéressent seulement la substance grise centrale et les régions avoisinantes des cordons antérieurs. Dans ces cas, dit ROTHMANN, « lors de « l'extirpation de la tumeur on peut détruire les cordons pos-« térieurs et antérieurs lésés, en même temps que la substance « qui leur est intermédiaire. Généralement, en effet, les fibres « longitudinales se trouvent à la périphérie de la tumeur; elles « ne sont intéressées qu'au cas de tumeur intramédullaire, « mais exposées à une compression, et à ce titre l'exérèse « d'une tumeur, loin d'annihiler les fonctions vraiment impor-« tantes du cordon antérieur,les améliorera ».

La destruction complète au niveau de 1 ou 2 segments médullaires des cordons postérieurs et antérieurs, en même temps que de la substance grise qui leur est intermédiaire, ne détermine pas de troubles, à condition que les cordons latéraux soient intacts.

Chez le chien la locomotion reste possible ; la sensibilité à la douleur, à la pression, le sens thermique existent, mais on note de la faiblesse musculaire au niveau du rachis, la perte du sens de l'attitude des extrémités; mais les troubles régressent rapidement en l'espace de quelques mois.

Chez le singe, une destruction de cet ordre entraîne une disparition de la sensibilité au tact et une destruction profonde du sens musculaire; il persiste pendant longtemps de l'ataxie des mouvements de préhension (il s'agit ici d'une opération portant sur la moelle cervicale; au niveau de la moelle dorsale des destructions de cet ordre déterminent des symptômes correspondants moindres).

Chez l'homme on observe des troubles de la marche; mais on peut espérer que, grâce à l'intégrité des cordons latéraux, les troubles de la marche et de la station debout, de même que les troubles de la sensibilité à la pression, à la douleur, à la température, ne seront que peu prononcés. L'expérimentation chez le chien et le singe a montré qu'une destruction complète de la voie pyramidale n'entraînait aucune paralysie, mais seulement une certaine maladresse des mouvements actifs des extrémités. Chez l'homme l'étude des paralysies spinales spastiques a montré qu'elles n'étaient pas toujours en connexion avec une lésion des voies pyramidales; et d'autre part nombreux sont les cas où, malgré une destruction complète de la voie pyramidale, on a observé la restitution presque complète des fonctions motrices au niveau des extrémités : l'observation de Fabritius : blessure à la partie moyenne de la moelle cervicale ayant intéressé le cordon latéral et une grosse partie du cordon antérieur, en est un exemple; d'ailleurs, dans tous les cas de blessure des cordons antérieur et latéral,la paralysie flasque disparaît rapidement, si bien qu'au bout de quelques mois les malades peuvent parcourir à pied de longues distances; il persiste cependant quelques séquelles : atrophie musculaire,spasmes et exagération des réflexes ; et si la lésion a intéressé la moelle cervicale,on observe une parésie spastique marquée avec contractures en flexion qui supprime l'usage du bras.

Ces expériences, et les conclusions qu'en tire ROTHMANN au point de vue chirurgical, quelqu'intéressantes qu'elles soient, ne doivent être acceptées que sous bénéfice d'inventaire : elles doivent être reprises et précisées : d'ailleurs, quelques-unes d'entre elles semblent en désaccord avec les données des physiologistes : SCHIFF et HERZEN ont montré en effet que la section des cordons postérieurs entraînait non seulement des troubles de l'attitude, mais encore que les sensibilités tactile et musculaire sont sinon abolies tout au moins très émoussées, ainsi que la sensibilité au tact; or, de ces faits ROTHMANN ne parle pas dans ses expériences.

Cependant nous croyons devoir apporter quelques restrictions à ces conclusions : nous avons eu l'occasion d'observer récemment chez un malade, à qui on avait fait l'extirpation d'une tumeur extramédullaire plaquée contre la face postérieure du corps de la 1re vertèbre dorsale, des phénomènes de vaso-dilatation énorme dans le système des vaisseaux de l'intestin, et nous croyons que, étant donnés les rapports du sympathique avec le système cérébro-spinal, on doit s'attendre, après une opération sur la moelle, à voir apparaître des troubles dans le domaine des nerfs vaso-moteurs : les expériences de VULPIAN et GOLTZ ont montré le rôle de ces nerfs et ont fait admettre l'existence de plusieurs centres vaso-moteurs échelonnés sur toute la hauteur de l'axe bulbo-médullaire ; les sections successives de la moelle sont suivies de la dilatation paralytique des vaisseaux de la région correspondant au niveau de la section, vaisseaux des membres inférieurs si la section est faite à hauteur de la 1re lombaire, vaisseaux des membres supérieurs et inférieurs si elle est faite à hauteur de la 3e dorsale ; et les expériences de DASTRE et MORAT ont montré que les nerfs vaso-dilatateurs s'épuisent dans les ganglions échelonnés depuis les centres jusqu'à la périphérie ; on est d'autant plus certain d'obtenir la mise en jeu de leur fonction que l'on agit plus près de leur origine médullaire.

D'autre part, nous ne pouvons pas ne pas rappeler les expériences de LUDWIG et de CYON sur le nerf dépresseur, notamment le vaso-dilatation abdominale (provoquée par l'excitation de ce nerf),qui est assez intense pour accumuler dans les vaisseaux abdominaux la majeure partie du sang et provoquer ainsi un abaissement général de la pression dans les gros troncs artériels.

Ces faits sont intéressants à connaître, car peut-être en étudiant mieux ces phénomènes d'ordre sympathique pourra-t-on expliquer plusieurs accidents et complications post-opératoires.

Nous croyons pouvoir dire en guise de conclusion :

L'incision de la moelle et l'extirpation d'une tumeur intramédullaire circonscrite est possible au double point de vue anatomique et physiologique, réserves faites toutefois pour la possibilité de l'apparition de phénomènes graves d'ordre sympathique.

L'extirpation d'une tumeur intramédullaire diffuse ou seulement étendue est impossible : on réaliserait ainsi une lésion destructive totale de la moelle et nous avons vu plus haut quelles lésions fonctionnelles entraînerait une pareille intervention.

Voyons maintenant les conditions et la technique de la laminectomie que nous préconisons.

CHAPITRE V

TECHNIQUE DE LA LAMINECTOMIE

Opération en un ou deux temps ?

Une fois l'intervention décidée plusieurs questions se posent :
c'est tout d'abord *la question de l'opération en 1 ou 2 temps.*

Elsberg s'est fait le champion de l'intervention en 2 temps :
c'est ce qu'il appelle *l'extrusion méthod.*

Dans un premier temps il pratique la laminectomie, incise
la dure-mère et, après mise à nu de la moelle, fait au niveau
de la tumeur dans une colonne médullaire postérieure une
petite incision à quelques millimètres de la ligne médiane,
en un point variable, avec le siège de la lésion, puis il suture
muscles, aponévrose et peau.

Dans un second temps, au bout d'une semaine environ, il
ouvre de nouveau la plaie : la tumeur s'est plus ou moins
énucléée de la moelle et on peut l'enlever sans presque blesser
cette dernière.

Cette intervention en deux temps aggrave l'importance de
l'opération et les chances d'infection sont plus grandes : aussi
presque tous les chirurgiens préfèrent-ils l'opération en un
temps : l'ouverture du canal, l'incision de la dure-mère, de la
moelle et l'extirpation de la tumeur se font dans la même
séance.

Faire un parallèle entre ces 2 procédés opératoires et adop
ter *a priori* l'une ou l'autre de ces méthodes nous semble une

erreur au point de vue chirurgical : c'est, en effet, suivant les circonstances, que le chirurgien se décidera pour l'opération en 1 ou 2 temps.

Opérer sous le contrôle de l'appareil de Pachon.

En chirurgie médullaire comme en chirurgie cérébrale il faut opérer constamment sous le contrôle de l'appareil de Pachon, car les renseignements que fournissent l'examen du pouls, le facies du malade, la fréquence et l'amplitude de ses mouvements respiratoires ne sont pas suffisants pour décider de l'interruption ou de la continuation de l'acte opératoire.

Lorsqu'après ouverture de la dure-mère et incision de la moelle la tension artérielle se maintient normale ou ne baisse que très peu, il n'y a aucune raison de ne pas enlever la tumeur sans délai.

Par contre, s'il y a chute brusque de la tension, ou si, au cours de l'opération, le Pachon indique une baisse progressive de la tension lors des divers temps de l'opération, et si la tension ne remonte pas, il y a lieu d'interrompre sans délai l'opération qui sera terminée au cours d'une séance ultérieure.

C'est là une méthode que De Martel a été le premier à employer en France, qu'il emploie de façon constante, et sur laquelle il a insisté au Congrès de Londres de 1913 et au dernier congrès français de chirurgie : ce faisant, le chirurgien s'évitera, en chirurgie médullaire, bien des déboires.

L'emploi du Pachon nous suggère deux remarques qui ont leur intérêt pratique : lorsque le malade est en position ventrale et que le bracelet de l'appareil est placé sur la tibiale postérieure, il peut arriver que, par suite de la compression de l'aorte abdominale, la tension artérielle soit nulle ou voisine de 0 : c'est là une cause d'erreur dont il est bon d'être prévenu et qu'il sera facile d'éviter ; en second lieu, en cas de narcose à l'éther, il importe, au début de l'anesthésie, de ne pas accepter, tel que, le chiffre qu'indique le Pachon : du fait même de l'éther le malade est très hypertendu, le Pachon indique 24, quelquefois 25. Aussi est-ce seulement au bout de 10 minutes environ, lorsque l'anesthésie est très régulière et très calme, que le chirurgien trouvera un chiffre sur lequel il pourra se guider au cours de l'intervention.

Laminectomie temporaire ou définitive ?

Un second point doit être précisé : on sait qu'il existe deux grandes méthodes d'ouverture du canal rachidien :

a) la laminectomie définitive ou résection définitive d'un ou de plusieurs arcs vertébraux.

b) la laminectomie temporaire ou résection ostéo-plastique dans laquelle on conserve les lames et apophyses épineuses provisoirement mobilisées en un lambeau qui sera remis en place à la fin de l'opération.

Entre ces deux procédés lequel faut-il choisir ?

La laminectomie temporaire, que l'on adopte le procédé décrit par BICKHAM en 1908 ou celui de CAVICCHIA plus ou moins modifié par ALESSANDRI en 1906, doit être rejetée. On peut en effet lui faire deux reproches d'importance pratique considérable :

D'une part la taille du lambeau est pénible et longue, et c'est là un point important, non qu'il s'agisse d'aller vite, mais de simplifier le plus possible l'acte opératoire.

D'autre part, il est possible après l'opération, et en raison de la médiocrité des connexions vasculaires, de voir s'éliminer les lambeaux du squelette qui ont été remis en place, et l'on sait que KÜTTNER a signalé des accidents de cet ordre. Cette méthode jouit cependant actuellement, auprès de certains chirurgiens étrangers, d'une grande vogue : en sa faveur ils invoquent trois arguments :

a) elle laisserait une colonne vertébrale plus solide, reconstituée avec tous ses éléments ;

b) elle assurerait une protection plus efficace de la moelle ;

c) enfin, la réimplantation du lambeau diminuerait les chances d'infection intra-spinale, dans le cas d'une non-réunion primitive de la plaie.

Ce sont là des arguments discutables : si on analyse la statistique des chirurgiens qui ont à leur actif de nombreuses laminectomies on voit que « la solidité et la force de soutien de la colonne vertébrale ne sont pas compromises par l'enlèvement de 7 arcs » (Krause : à propos d'un malade chez lequel il fit une laminectomie portant sur la colonne dorsale).

Quant à la colonne cervicale, sa solidité et sa mobilité ne furent pas compromises par l'ablation de 4 arcs vertébraux dont 3 fois l'arc de l'axis (Krause). Et dans un article des *Annals of Surgery* Elsberg a cité des cas analogues. C'est ce que nous avons eu l'occasion d'observer chez plusieurs malades à qui De Martel pratiqua une laminectomie et notamment chez *Le G...*, qui fait le sujet de l'observation II de la thèse de Gendron.

D'ailleurs si l'on pratique *la résection sous-périostée*, telle qu'Ollier l'a conseillée, la régénération osseuse de la paroi postérieure du canal est possible : au cours de ses belles expériences sur les animaux, Ollier a constaté, après résection sous-périostée des lames, que le canal rachidien se reformait. « Chez les jeunes animaux, dit-il, après une résection des lames « faite régulièrement par la méthode sous-périostée, le canal « rachidien se reforme, et sa paroi postérieure se réossifie même « avec une telle abondance qu'il se reforme un canal osseux « presque continu. Tout s'ossifie : périoste et ligaments, et la « colonne s'ankylose plus ou moins. Chez l'homme adulte il est

« probable qu'on n'observera pas la reconstitution des lames à
« un degré suffisant pour clore le canal rachidien par une paroi
« complètement rigide. Nous n'avons pas d'autopsie sur l'hom-
« me à apporter pour la démonstration du fait. » CHIPAULT a
répondu au désir formulé par OLLIER, et chez deux enfants et
une adulte, à qui avaient été faites des résections sous-périos-
tées, il a constaté la réfection d'une paroi osseuse libre laissant
au canal son calibre, adhérent aux bords de l'orifice osseux,
ne tenant à la dure-mère que par quelques fins et longs tractus
de tissu conjonctif : chez un de ses malades, « le résultat fut
si parfait que l'opéré, un meunier de manutention, portait sur
le dos des charges de 100 livres et plus ». Aussi point n'est
besoin de pratiquer l'occlusion d'une brèche rachidienne à l'aide
d'une épaisse plaque de celluloïd, comme HABART le fit en 1899
chez un de ses opérés.

On voit donc que ces arguments peuvent être réduits à
néant : employer les procédés ostéo-plastiques serait rendre
plus dangereuse une opération déjà grave par elle-même.

La laminectomie définitive sous-périostée sans conserva-
tion des apophyses épineuses doit donc être préférée, c'est dire
que l'on doit écarter aussi la pratique de l'*hémi-laminecto-
mie,* décrite tout d'abord par BONOMO en 1902, puis plus récemment par TAYLOR dans les *Annals of Surgery* de 1910 et
appliquée par lui dans 5 cas ; sans doute ce procédé est d'exécution rapide ; il ne compromet pas la solidité de la colonne
vertébrale, laisse les apophyses épineuses dans leur situation
normale puisque les lames sont sectionnées au niveau de leur
union avec les bases des apophyses épineuses et près des apophyses articulaires ; enfin il permet une meilleure protection
de la moelle ; mais le chirurgien peut lui faire un reproche
capital : il ne donne que peu de jour et expose insuffisam-
ment la moelle.

C'est donc à la laminectomie définitive sous-périostée qu'il

faut donner la préférence ; on fera l'opération en 1 ou 2 temps
suivant les circonstances, sachant bien cependant que, souvent
lors du deuxième temps, les muscles adhérents à la dure-mère
sont infiltrés d'œdème, que les reliefs osseux sont méconnais-
sables et que le chirurgien opère sans repères, ce sont là des
considérations sur lesquelles KÜTTNER a insisté à l'occasion de
laminectomies faites en deux temps.

Salle d'opération.

La salle d'opération devra être surchauffée : il importe
d'opérer le malade à une température de 36°, voire même 37°,
afin d'éviter à la fois le refroidissement de la moelle (DE MAR-
TEL) et les lésions qui peuvent résulter de l'exposition à l'air
de la moelle.

On y adjoindra l'irrigation continue, en jet brisé, de la
plaie, avec un courant salé tiède (à 45°), ou de sublimé à
1/1000 à 115° Farenheit, suivant la pratique d'HORSLEY :
cette manœuvre, d'importance très grande, évitera en même
temps les hémorragies capillaires.

Préparation du malade.

A. — SOINS PRÉ-OPÉRATOIRES. — Les soins pré-opératoires ont une importance capitale. Dès la veille de l'opération
des lavages au savon, à l'éther, à l'alcool, assureront l'asepsie de la région. Un pansement à la gaze maintenu par un
bandage de corps évitera les souillures jusqu'au jour de l'o-
pération. Avant d'endormir le malade on fera un premier
badigeonnage soigneux à la teinture d'iode, avant celui que
le chirurgien lui-même pratiquera sur la table d'opération.

B. — ANESTHÉSIE. — L'anesthésie a en chirurgie médullaire une importance considérable ; c'est d'elle que dépend en

grande partie le succès de l'opération. Certains chirurgiens préconisent l'*anesthésie locale* : tel HEIDENHAIN. Dans un article du *Zentralblatt für Chirurgie* cet auteur a relaté 4 observations de laminectomie qu'il aurait pratiquées personnellement sous anesthésie locale à la novocaïne à 1/200.

Il commence à injecter la peau suivant un quadrilatère occupant la zone rachidienne à réséquer et débordant la ligne médiane de trois travers de doigt. Puis il injecte la solution anesthésique entre les apophyses épineuses et les parties molles, de façon que tout l'arc postérieur de la vertèbre soit touché par le liquide. On pourrait alors procéder à l'opération sans que le malade accusât de douleur.

« Cette anesthésie locale, dit KRAUSE, n'est possible que chez « les malades très résistants : la plupart des malades présen- « teront une excitation psychique grave et nuisible et ne pour- « ront supporter le bruit de la section des arcs osseux. »

D'autre part, il faut bien savoir que si la section des lames et arcs vertébraux n'est généralement pas douloureuse, elle le devient cependant lorsque la pince-gouge arrive au contact de la dure-mère ; le décollement de la dure-mère d'avec la face interne des arcs vertébraux est pénible pour le malade ; il en est de même lorsque l'on tamponne la dure-mère et qu'on touche la face postérieure de la moelle et surtout les racines postérieures.

Aussi à l'anesthésie locale doit-on préférer l'anesthésie générale, qui est d'ailleurs adoptée par la majorité des chirurgiens : les Allemands et les Anglais emploient le chloroforme ; les Américains donnent de préférence l'éther ou le protoxyde d'azote. Sans vouloir faire un parallèle entre l'éther et le chloroforme, on peut dire qu'en chirurgie médullaire l'éther est bien préférable. Théoriquement on devrait s'adresser au *chloroforme*, parce qu'en diminuant la pression sanguine cet anesthésique diminue l'apport du sang et partant l'hémorragie : mais l'action déprimante qu'il a sur l'appareil circulatoire constitue une contre-indication positive : aussi certains chirurgiens sont-ils d'avis d'adjoindre au chloroforme une *piqûre préalable de morphine* (0,01 centigr.), en raison de son pouvoir vaso-constricteur : mais la morphine aurait une action fâcheuse sur les centres respiratoires : et c'est pourquoi depuis 1890, pour toutes ses opérations de chirurgie nerveuse, HORSLEY n'emploie plus que le chloroforme pur.

Ce même auteur n'admet pas l'éther vaso-dilatateur, favorisant l'hémorragie, et amenant des vomissements. Nous avons vu, à plusieurs reprises, DE MARTEL employer *l'éther* au cours de ses laminectomies, après avoir fait au malade, environ 40 minutes avant l'opération, une piqûre de *scopolamine-morphine* (0,001 de scopolamine et 0,01 de morphine); l'anesthésie fut toujours très calme, régulière en tous points. Sans doute l'hémorragie, étant donnée l'injection de scopolamine, fut-elle un peu plus abondante que d'habitude, mais elle fut maîtrisée rapidement par tamponnement, les vomissements furent exceptionnels, et nous avons rarement observé des complications broncho-pulmonaires.

L'emploi de la scopolamine, qui exerce une action paralysante sur les centres nerveux, semble au premier abord discutable lorsqu'on intervient sur la moelle : certains auteurs, tel Crile, en recommandent pourtant l'emploi : selon eux la scopolamine en diminuant l'excitabilité cérébrale diminuerait dans une certaine mesure le choc psychique. Modératrice des sécrétions bronchiques, la scopolamine ne met pas cependant complètement à l'abri des complications broncho-pulmonaires auxquelles expose l'emploi de l'éther, excitateur de ces sécrétions.

Cet accident post-anesthésique est le plus redoutable de

tous : il est facile de comprendre combien, chez un sujet sur lequel on a pratiqué une laminectomie, on est désarmé en présence de pareils accidents : chez lui, en effet, le traitement classique par les ventouses et la position assise ne peuvent être appliqués.

Aussi, dans cette crainte, pourra-t-on employer avantageusement l'*anesthésie au protoxyde d'azote*. Cet anesthésique n'a pas encore reconquis la place qu'il occupait autrefois, il a été détrôné successivement par l'éther et le chloroforme et mérite mieux que d'être relégué au nombre des anesthésiques qu'emploient les chirurgiens-dentistes : c'est ce qu'ont bien compris d'ailleurs les Américains dont quelques-uns, tels CRILE, TETER, COBWIN, l'emploient de façon courante ; et ce sont les conclusions auxquelles est arrivé HAMM dans son ouvrage sur les anesthésiques.

En décembre 1912, à la Société de Biologie avec AMBARD et dernièrement au Congrès de Londres en août 1913, DE MARTEL a préconisé cet anesthésique et publié les résultats de sa pratique.

Les expériences de DAVY, HORACE WELS, PAUL BERT ont montré que le protoxyde d'azote était doué de propriétés anesthésiques spécifiques ; mais pour qu'elles puissent être utilisées pour la réalisation de l'anesthésie chirurgicale, il est nécessaire de se placer dans certaines conditions qui ont été bien définies par PAUL BERT et qui découlent tout naturellement de la manière dont le protoxyde d'azote se comporte dans le sang. Les physiologistes ont montré que « le protoxyde d'azote « pur anesthésie, mais tue par asphyxie ; le protoxyde d'azote « mélangé ne tue point, mais n'anesthésie pas » (DASTRE). Une analyse physiologique très pénétrante a permis à PAUL BERT de saisir les causes de la difficulté et de la faire disparaître. Elles étaient contenues dans la loi qu'il avait établie :

« L'action des gaz sur l'être vivant est réglée par leur tension partielle. » Il faut donc, pour permettre l'anesthésie, tout en évitant l'asphyxie, offrir au plasma sanguin un mélange comprimé où la pression partielle du protoxyde soit égale à la pression barométrique, et où la pression partielle de l'oxygène soit la même que dans l'air. La tension totale de ce mélange devra être égale à la somme des tensions partielles des deux gaz, c'est-à-dire à 1 atm. $+ \dfrac{1}{5}$ d'atmosphère $= \dfrac{5}{6}$ d'atmosphère. Ce mélange contiendra 5 parties de protoxyde d'azote et 1 partie d'O mesurées à la pression atmosphérique. Le sujet respirera comme dans l'air pur et s'anesthésiera comme dans le protoxyde pur, cumulant ainsi les avantages des deux gaz.

Pour administrer ce mélange anesthésiant, il importe d'utiliser une chambre à pression et pour obtenir une anesthésie suffisante il faut dépasser légèrement les chiffres donnés par Paul Bert. De Martel et Ambard utilisent un mélange de 6 parties de protoxyde d'azote et de 1 partie d'oxygène sous une pression de 25 centimètres de Hg.

Les avantages principaux de cette méthode sont : l'atténuation de la phase d'excitation, l'indifférence chimique vis-à-vis des tissus, la régularité de l'administration du gaz et son innocuité. Les phénomènes d'excitation sont peu marqués ou font entièrement défaut : le malade ne se débat pas; il est anesthésié au bout de 3 ou 4 respirations.

L'administration du protoxyde est très facile à régulariser : il suffit d'augmenter ou de diminuer la pression dans la chambre pour augmenter ou diminuer la quantité de protoxyde d'azote passant dans le sang. Une fois la pression fixée à un point, la quantité du gaz ne varie plus et son action se maintient d'une façon rigoureuse.

Tandis que les autres anesthésiques exercent sur les éléments anatomiques une action chimique plus ou moins profonde, et qui disparaît plus ou moins lentement, le protoxyde d'azote n'exerce sur les tissus qu'une action superficielle et temporaire, ainsi qu'en témoigne le retour presque instantané de la sensibilité, de la volonté et de l'intelligence.

Aussi DURET a-t-il pu écrire que la supériorité du protoxyde d'azote devient indiscutable pour des opérations de longue durée, « à cause de la facilité d'élimination du gaz, de l'ab-« sence de combinaison chimique avec les tissus, du retour « rapide à l'état normal et parce que la dépression du système « nerveux paraît moindre qu'avec tout autre anesthésique ».

L'inconvénient de cette méthode consiste dans l'installation compliquée qu'elle nécessite : aussi, au point de vue pratique, peut-on lui substituer l'emploi de la *méthode de Neu :* on endort les malades à l'air libre en utilisant un mélange de 10 parties de protoxyde d'azote et de 1 d'oxygène, après avoir fait, 3o minutes avant l'opération, une piqûre de 1 milligr. de scopolamine et de 1 centigr. de morphine.

Peut-être avec ce procédé l'asphyxie est-elle légère : mais le sommeil est profond, le réveil très prompt; les vomissements n'existent pas, et après l'intervention les malades sont dans un état d'euphorie parfaite.

On comprend l'intérêt que présente cette méthode en chirurgie nerveuse (cérébrale et médullaire) : aussi dans un article tout récent sur la pathogénie du choc, CRILE n'hésite-t-il pas à la recommander de façon très chaleureuse.

Le malade étant ainsi préparé et anesthésié, on le met en position favorable.

C. — POSITION DU SUJET. — Le malade est couché sur le ventre, et pour éviter que le thorax et l'abdomen soient comprimés, un billot ou un appareil à élévation soulève le bassin; les épaules ne reposent pas directement sur la table, mais portent chacune sur un coussin.

La tête est légèrement inclinée en bas, le front reposant sur l'appuie-tête : ainsi l'anesthésie n'est gênée en aucune façon et le champ opératoire se présente très bien au chirurgien.

Que l'on opère sur la région cervicale, dorsale ou lombaire, c'est cette position que le chirurgien devra adopter. Elle est préférable à la position latérale, qui expose moins bien la région opératoire, et si l'on intervient sur la région lombaire, la cyphose facilitera la laminectomie. Elle est préférable aussi à la position ventro-latérale, que certains chirurgiens, tels HENLE et KRAUSE, ont adoptée : dans ces cas, en effet, il faudra surveiller de très près le malade, veiller à l'amplitude et à la régularité des mouvements respiratoires et cardiaques, qui sont gênés par la compression du thorax : aussi doit-on faire retourner de temps en temps le malade dans la position latérale pure par les aides qui maintiennent le bassin et les épaules.

Comme on le voit, cette position complique beaucoup l'opération en nécessitant l'emploi de plusieurs aides, et d'autre part, en retournant le malade à maintes reprises pour juger de la régularité de ses mouvements respiratoires, on s'expose à l'infection du champ opératoire.

Enfin le chirurgien devra se pénétrer de cette idée qu'il ne doit pas, en pratiquant une laminectomie, « faire de la vitesse » : quoique opérant de façon lente et sous le contrôle du Pachon, il pourra, à condition toutefois d'employer une technique précise, pratiquer une laminectomie en 45 minutes. Et en prenant les multiples précautions que nous avons indiquées et indiquerons dans l'exposé du procédé de laminectomie qu'emploie DE MARTEL, il aura la satisfaction de placer son malade dans les conditions les plus favorables à une guérison complète, *sans aucun accident* opératoire ou post-opératoire.

Opération.

L'opération comporte l'exécution successive des différents temps que voici :

1° *Incision cutanée ;*

2° *Incision des apophyses épineuses et des muscles au niveau de leurs insertions sur les apophyses épineuses et décollement des masses musculaires au niveau de la face postérieure des lames vertébrales ;*

3° *Ouverture du canal rachidien ;*

4° *Mise à nu et incision de la dure-mère ;*

5° *Examen des lésions de la moelle, leur traitement ;*

6° *Suture de la dure-mère ;*

7° *Fermeture des plans superficiels.*

RECHERCHE DES POINTS DE REPÈRE. — Avant de pratiquer le premier temps de la laminectomie, le chirurgien prend ses points de repère : deux apophyses attirent l'attention par la saillie qu'elles font sous la peau : ce sont la proéminente cervicale appartenant à la 7ᵉ cervicale et la proéminente lombaire à la 3ᵉ vertèbre lombaire : elles fournissent deux points fixes.

Les anatomistes nous disent bien que, souvent, la proéminente cervicale n'est autre que la 1ʳᵉ dorsale ou la 6ᵉ cervicale et que la proéminente lombaire est tantôt la 2ᵉ tantôt la 4ᵉ ; des anomalies fréquentes, au dire d'Hovelacque, seraient en rapport avec les variations de longueur de telle ou telle apophyse épineuse.

M. Marion abandonne le repère des apophyses épineuses : « Des points de repère ont dû être établis par rapport aux parties voisines ; ils sont peu nombreux, du reste, mais largement suffisants. »

L'apophyse de la 3ᵉ dorsale serait située sur une ligne horizontale réunissant les extrémités internes des épines de l'omoplate.

L'apophyse de la 7ᵉ dorsale sur une horizontale réunissant les extrémités inférieures des omoplates.

La ligne passant par les épines iliaques postéro-supérieures répondrait à la 1ʳᵉ sacrée.

Pratiquement, les repères « classiques » : proéminente cervicale et proéminente lombaire, sont en général assez précis, et jamais nous n'avons observé ces anomalies « fréquentes » que signalent les anatomistes ; ce sont ces repères, en somme, que l'on utilisera, et point n'est besoin, comme le recommande BRENNER, de déterminer aux rayons X, la veille de l'opération, la projection cutanée des vertèbres.

Les points de repère étant pris, la région opératoire bien circonscrite par des champs, le chirurgien pratique le 1ᵉʳ temps de l'intervention.

1ᵉʳ TEMPS. — **INCISION CUTANÉE.** — De nombreux modes d'incision ont été préconisés : le plus simple est le meilleur. Nous donnons la préférence à l'incision médiane allant d'emblée sur la saillie des apophyses épineuses, et nous ne voyons pas l'intérêt de l'incision para-épineuse d'OLLIER ou de l'incision courbe de M. MARION au cas de laminectomie définitive.

Il ne faut pas oublier que le chirurgien a tendance à intervenir trop bas : aussi HORSLEY conseille-t-il de faire partir l'incision « 4 pouces au-dessus de la limite supérieure de la zone d'anesthésie ». En réalité, il est préférable de *faire porter le milieu de l'incision au niveau du siège présumé de la tumeur* et, d'une façon générale, il importe que l'incision soit toujours plus longue que la partie que l'on se propose de réséquer : elle pourra atteindre 20 ou même 30 centimètres, si l'on veut faire une incision étendue.

Un léger tamponnement suffit à arrêter l'hémorragie ; on

fixe les champs à la peau à l'aide des pinces de Doyen ; on dissimule les pinces sous de nouveaux champs et l'on passe à l'exécution du 2ᵉ temps.

2° Temps. — **INCISION DES APOPHYSES ET DES MUSCLES AU NIVEAU DE LEURS INSERTIONS SUR LES APOPHYSES ÉPINEUSES ET DÉCOLLEMENT DES MASSES MUSCULAIRES AU NIVEAU DE LA FACE POSTÉRIEURE DES LAMES VERTÉBRALES** — C'est là un temps important qu'il faut exécuter avec beaucoup de soin, car on est en présence de masses musculaires qui saigneront d'autant plus que l'on dilacérera et déchiquettera davantage les masses musculaires.

Le chirurgien sectionne d'abord d'un côté des apophyses épineuses, les aponévroses et les muscles du cou avec le bistouri, et bourre rapidement avec des tampons cette plaie profonde et qui saigne beaucoup. Tandis que l'aide exerce en ce point une forte compression, le chirurgien exécute de l'autre côté la même manœuvre : au bout de quelques minutes l'hémorragie cesse d'une façon presque complète : il n'y a pas de vaisseau à pincer, pas de ligature à placer. L'hémorragie est par ce procédé peu abondante, et point n'est besoin d'utiliser l'artifice de M. Cuneo, qui, dès le début de l'opération, passe dans la peau et les masses musculaires 5 catguts n° 3 de chaque côté et les lie sur une compresse placée sur la face interne des masses musculaires, et laisse ce tamponnement à demeure pendant toute la durée de l'intervention.

Au travers de la plaie maintenue béante par les écarteurs de Chipault ou par les fourchettes musculaires, le chirurgien insinue la rugine avec laquelle il pratique le décollement du périoste et des muscles du fond des gouttières vertébrales, en poussant ce décollement assez loin en dehors jusqu'aux apophyses transverses ou articulaires, en haut et en bas jusqu'aux limites de l'incision.

En réclinant en même temps le périoste et le muscle, le chirurgien conservera les artères dorso-spinales comprises entre les deux 'couches : le lambeau musculo-aponévrotique continuera ainsi à être vascularisé dans d'excellentes conditions (Hovelacque).

D'autre part, si l'on veut se donner du jour en dehors, il serait imprudent de pratiquer dans les masses musculaires des incisions transversales : d'une part, il est très fréquent de voir que plusieurs troncs dorso-spinaux successifs sont fort grêles et absolument insuffisants à eux seuls pour assurer la nutrition d'un lambeau musculaire ainsi isolé ; et, d'autre part, les collatérales des artères intercostales sont inconstantes. Ce serait s'exposer à du sphacèle musculaire et aponévrotique (Cunéo). Aussi est-il préférable d'agrandir par en bas et par en haut l'incision : on aura ainsi, surtout en utilisant les écarteurs, un jour suffisant.

Les masses musculaires sont fortement réclinées, de façon à bien exposer à la fois les apophyses épineuses et les gouttières vertébrales : à la région cervicale ces gouttières n'existent pour ainsi dire pas ; aux régions dorsales supérieure et moyenne elles ont environ 2 centimètres 1/2 de largeur ; et à la région dorsale inférieure 1 centimètre. A la région lombaire, elles sont en quelque sorte doubles ; elles se trouvent divisées en 2 parties : l'une interne, limitée en dehors par la saillie des apophyses articulaires supérieures, et l'autre externe, limitée en dehors par les apophyses transverses et dont le fond est formé par la face postérieure de ces apophyses et les muscles qui les réunissent. La face postérieure du sacrum présente également deux gouttières, séparées l'une de l'autre par la crête résultant de la soudure des lames : dans la gouttière externe on voit les trous sacrés postérieurs.

Le fond des gouttières est constitué en partie par les lames ; à la région dorsale les lames se recouvrent l'une l'autre, ne

laissant entre elles aucun intervalle ; aux régions cervicale
et lombaire, les lames écartées l'une de l'autre sont réunies
par les ligaments jaunes.

« Au point de vue chirurgical, ces gouttières présentent
« deux portions: l'une externe, constituée par les apophyses
« articulaires et à laquelle on ne peut toucher; l'autre interne,
« où se trouvent les lames et qui peut être enlevée: au niveau
« de la région cervicale la portion enlevable de ces gouttières
« est de 2 centimètres. A la région dorsale elle se réduit à
« 1 centimètre 1/2 au maximum; il en est de même à la région
« lombaire » (MARION).

Les gouttières étant bien exposées, on sectionne au bistouri,
aux limites supérieure et inférieure de la région mise à nu, les
ligaments sus et interépineux, et on passe à l'exécution du
3e temps.

3e TEMPS. — **OUVERTURE DU CANAL RACHIDIEN.** — C'est
le temps pénible et difficile de l'opération. Pour l'exécuter *il
ne faut à aucun prix se servir du ciseau et du marteau.*

Par une série d'expériences qu'il a répétées sur le lapin et le
cobaye, SCHMAUSS a montré que les coups répétés du maillet
ont une action nuisible sur la substance nerveuse sous-jacente.
On observerait au niveau de la moelle un certain nombre de
lésions :

1º Nécrose des éléments nerveux entraînant leur disparition
progressive avec intégrité de la névroglie qui secondairement
peut s'hypertrophier ;

2º Nécrose des éléments nerveux avec destruction de la
substance de soutènement : c'est ce qui se passe aux points
les plus gravement atteints, soit sous forme de lésions transverses totales, soit sous forme de foyers circonscrits abou-
tissant à des dispositions lacunaires très analogues à celles
des ramollissements emboliques ;

3° Pseudo-gliomes traumatiques provoquant ultérieurement de la syringomyélie par atrophie du tissu gliomateux.

Cette théorie cependant n'est admise qu'en partie par Chipault, qui, répétant les expériences faites par Schmauss, a montré qu'à côté de la traumatisation directe des éléments nerveux il importait de faire place aux hémorragies comme agents d'altération médullaire dans les commotions spinales : il y aurait donc à envisager deux ordres de lésions : des hémorragies et des modifications histologiques des cellules relevant de la nécrose directe des éléments nerveux. Ce sont ces lésions que Brun observa à l'autopsie d'un malade chez qui il avait pratiqué une laminectomie longue et laborieuse au ciseau et au maillet.

De même il semble inutile d'adopter la technique que préconisent Borchardt dans le *Berl. klinische Woch.* et plus récemment Potel et Vaudeau dans leur article de la *Revue de Chirurgie* de 1913. Ce serait, il nous semble, compliquer inutilement l'acte opératoire.

« On enlèvera les apophyses épineuses à la pince-gouge ; et
« cette ablation préliminaire des apophyses préparera le temps
« suivant, impossible sans cela : l'ablation des lames. Cette
« ablation des lames peut être faite de diverses façons : la
« meilleure technique consiste à pénétrer dans le canal rachi-
« dien par l'orifice d'une couronne de trépan placée à la base
« des apophyses épineuses. On se servira soit du trépan à
« main, soit des trépans mécaniques. »

Krause ne recommande pas la section première des apophyses épineuses : sa technique est la suivante : « Section des
« arcs vertébraux après avoir pratiqué un trou avec le perfo-
« rateur de Doyen et une fraise moyenne ; la Section sera
« faite à l'aide du laminectome. Si l'on doit réséquer plusieurs
« arcs vertébraux il suffit de faire sur l'arc supérieur ou infé-
« rieur à réséquer un trou à droite et à gauche de l'apophyse

« épineuse correspondante et, à partir de là, avec le laminec-
« tome, deux sections parallèles, aussi bien à travers la subs-
« tance osseuse des arcs qu'à travers les ligaments interlami-
« naires qui les réunissent : on peut alors enlever d'une seule
« pièce toute la paroi postérieure sectionnée du canal verté-
« bral. »

Le procédé que DE MARTEL emploie et qui donne toute satisfaction, tant au point de vue de la netteté des sections osseuses que de la rapidité d'exécution, est le suivant :

A l'aide de la grande pince de Horsley on sectionne à leur
base les apophyses épineuses des arcs à enlever : 4 ou 5. Ceci
fait, on introduit dans l'orifice de section qui se présente sous
forme d'une surface plane, irrégulière, un crochet à strabolo-
mie, afin de vérifier l'ouverture du canal rachidien.

Sans doute, il peut être pénible d'amorcer l'ouverture du
canal chez l'adulte, mais ceci fait il est simple et facile au contraire de l'agrandir avec la pince-gouge à mors plats ; avec cette
pince on ne peut blesser ni la dure-mère ni la moelle sous-
jacente, puisqu'on introduit entre la dure-mère et l'os une
branche d'instrument plate et peu épaisse : on ne lui imprime
aucune secousse, puisque la branche introduite entre la dure-
mère et l'os est une branche morte, non coupante et non
mobile ; enfin on fait avec cette pince une ouverture osseuse
régulière à bords bien unis qui ne blesseront point par leurs
irrégularités la moelle ou les méninges.

L'ouverture du canal sera ainsi large et longue : elle s'éten-
dra sur une hauteur de 4 ou 5 arcs et en largeur ses dimensions varieront entre 2 cm. et 4 cm., suivant la région, comme
nous l'avons vu.

Il est rare d'observer, en exécutant ce temps, une hémorragie importante : si par hasard la section osseuse saignait
trop, on pourrait obturer les orifices osseux à l'aide de la
cire de Horsley : mais c'est là un accident extrêmement rare.

En effectuant ce temps on peut, à la région cervicale, blesser l'artère vertébrale au niveau des orifices des apophyses
transverses :

Quelques cas ont été signalés, par LLOYD OWENS et d'autres chirurgiens, de blessure de ce vaisseau ayant entraîné la
mort du malade. Ces accidents sont rares, mais le chirurgien
doit en être prévenu lorsqu'il intervient au niveau de la région
cervicale.

Une fois le canal rachidien-ouvert, l'opérateur passe au
4° temps de l'intervention.

4e TEMPS. — **MISE A NU ET INCISION DE LA DURE-MÈRE.** —
Après la résection osseuse, la dure-mère n'apparaît pas nettement, car elle est masquée en partie par une couche graisseuse
et par des vaisseaux. Il faut préalablement la débarrasser du
tissu cellulo-adipeux qui la voile.

« Chez l'adulte, dit CHIPAULT, cette couche est formée de
« flocons transparents comblant les mailles du plexus vei-
« neux rétro-méningé dont l'importance nous a paru singuliè-
« rement exagérée par les auteurs ; chez l'enfant, où les veines
« sont encore moins volumineuses, elle prend l'aspect et la
« consistance de la graisse ordinaire. » Cependant, on peut
dire, d'accord en cela avec les anatomistes, que ce tissu adi-
peux rétro-méningé est très souvent sujet à des variations
individuelles.

Dans cette couche graisseuse cheminent les plexus rachi-
diens postérieurs, parfois à la région lombaire des anasto-
moses obliques peu volumineuses unissent les dorso-spinales
droites et gauches, et à la région dorsale une artère similaire
existe presque constante au dire d'HOVELACQUE. Nous devons
avouer ne l'avoir jamais remarquée au cours des laminectomies que nous avons vu faire à DE MARTEL. L'incision de ce
tissu pourrait donc être suivie d'une hémorragie sérieuse,

aussi faudra-t-il la pratiquer juste sur la ligne médiane, et récliner le tissu à droite et à gauche avec de petits écarteurs, car à cause de son extrême élasticité il pourrait continuer à voiler la dure-mère sous-jacente.

Avant d'ouvrir cette membrane il faut la ponctionner avec une grosse aiguille : 2 cas se présentent.

a) Ou bien le liquide céphalo-rachidien ne s'écoule pas (cas du malade de De Martel-Gendron); ce qui peut s'expliquer, soit que l'orifice de l'aiguille ait été bouché par du tissu mou, gélatiniforme, soit que la moelle dilatée vienne s'appliquer intimement contre la face interne de la dure-mère, obturant l'espace sous-arachnoïdien. Dans ce cas on ponctionnera la dure-mère en une autre région, soit plus haut, soit plus bas.

b) Ou bien le liquide céphalo-rachidien s'écoule goutte à goutte, à chaque expiration du malade l'écoulement augmente : il faut attendre en moyenne 4 ou 5 minutes afin de décomprimer lentement les centres nerveux.

On agrandit alors l'orifice dure-mérien soit à l'aide du bistouri (chargeant dans ce cas la dure-mère sur une sonde cannelée), soit à l'aide des ciseaux à dure-mère de De Martel.

On pourrait aussi, saisissant les lèvres de l'orifice de ponction à l'aide de pinces à dents de souris, inciser la dure-mère comme on incise la séreuse péritonéale au cours d'une appendicectomie.

Les lèvres de l'incision seront alors répérées avec un certain nombre de fils fins ou de pinces à dents de souris : on pourra ainsi, en les tendant, mieux exposer la région et en appliquant les bords de la dure-mère contre la paroi osseuse on évitera la pénétration du sang dans le sac méningé : cet accident pouvant entraîner des complications ultérieures.

La dure-mère ouverte et avec elle le feuillet pariétal de l'arachnoïde, le liquide céphalo-rachidien s'écoule en petite quantité; puis, au bout de quelques instants, cet écoulement diminue : il n'est plus qu'intermittent, rythmé par les mouvements respiratoires.

Pour diminuer l'écoulement de liquide céphalo-rachidien les chirurgiens placent généralement, à ce moment, le malade dans la position de Trendelenbourg.

C'est là une erreur, et cette manœuvre contribue au contraire à augmenter l'écoulement du liquide loin de le tarir.

La masse cérébro-spinale est plongée dans le liquide céphalo-rachidien où elle flotte, pour ainsi dire, comme le fœtus dans le liquide amniotique.

Les physiologistes nous apprennent que, lorsque l'ondée sanguine parvient dans les artères du cerveau, elle ne peut se loger dans la cavité close du crâne qu'en déplaçant une certaine quantité d'un autre liquide, soit du sang veineux, soit du liquide céphalo-rachidien, et même des deux à la fois. En effet chaque systole ventriculaire produit une expulsion saccadée du sang des veines du cerveau : et ce fait est visible au niveau des sinus (c'est le pouls des sinus).

En outre, à chaque systole ventriculaire, le liquide céphalo-rachidien subit un léger déplacement du crâne vers le rachis : le liquide qui entoure toute la masse cérébro-spinale peut s'écouler au travers du trou occipital et se répandre dans le canal rachidien : celui-ci est en effet constitué, sur toute sa hauteur, par des parois en partie osseuses, en partie membraneuses, entre lesquelles existent des plexus veineux multiples et une graisse semi-fluide qui peut, au besoin, de même que le sang, refluer au dehors de la cavité rachidienne.

Or, supposons que le malade soit dans la position de Trendelenbourg, la pression sanguine augmente dans la cavité crânienne au delà des limites compatibles avec le peu de compressibilité des parties qui y sont contenues; le liquide céphalo-rachidien fuit devant cette pression; il s'échappe dans le canal

rachidien dont les parois sont moins inextensibles : la dure-
mère étant ouverte, il s'écoule au dehors : la pression vient-elle
à cesser dans le crâne, comme cela se produit au cas de syn-
cope, le liquide s'écoulera en bien moins grande quantité et
bientôt plus du tout.

On comprend que la position de Trendelenbourg doive augmenter l'écoulement du liquide céphalo-rachidien : en outre,
elle n'est pas sans occasionner au niveau du cerveau, par l'hy-
pertension qu'elle détermine, des lésions graves : chez ceux
des malades qui succombent à l'intervention, l'autopsie montre au niveau des circonvolutions cérébrales un piqueté
hémorragique très net et il est fréquent d'observer des ruptu-
res des artérioles pie-mériennes (BRUN).

C'est là un point de technique important sur lequel DE MAR-
TEL a insisté au Congrès de Londres et au dernier Congrès
français de chirurgie.

D'autre part, en raison de cette position, le sang de la plaie
opératoire a tendance à s'accumuler au niveau de la région
bulbaire vers laquelle il fuse et à provoquer ultérieurement
des troubles respiratoires et circulatoires d'origine bulbaire.

Quelques chirurgiens ont essayé de lutter autrement que
par la position de Trendelenbourg contre cet écoulement du
liquide céphalo-rachidien ; c'est ainsi que MAINZER et DEBIEZ
ont essayé du tamponnement, le premier introduisant un tampon entre la dure-mère et le canal rachidien, le second appliquant un tampon de gaze aseptique à l'angle supérieur de la
plaie.

Mais cette méthode est illusoire : il est facile de comprendre qu'on ne peut, par une simple mèche de gaze, arrêter
l'écoulement d'un liquide qui ne coagule pas : aussi SICK recom-
mande-t-il de placer une ligature sur le sac dural au-dessus
et au-dessous du champ opératoire, les ligatures étant enlevées après suture de la dure-mère : mais en agissant de la

sorte on peut léser la moelle en l'enserrant entre deux ligatures ; aussi cet artifice doit-il être proscrit.

Il est préférable, si l'on craint « l'assèchement des centres nerveux » par écoulement du liquide céphalo-rachidien, de mettre le malade en position horizontale, comme fait Horsley, ou même verticale, afin de diminuer l'afflux de sang vers le cerveau, et, partant, l'écoulement du liquide céphalo-rachidien.

5° Temps. — **EXAMEN DES LÉSIONS DE LA MOELLE. — LEUR TRAITEMENT.** — La moelle ayant été mise à nu et une tumeur extramédullaire soit intra soit extra-durale n'existant pas, le chirurgien pense à la possibilité d'une tumeur intramédullaire. En faveur de cette hypothèse plaident :

a) *L'augmentation de volume de la moelle ;*

b) *L'absence de pulsations ;*

c) *La modification d'aspect, notamment de vascularisation et de coloration*, et se trouvant en présence de l'une ou l'autre de ces éventualités, le chirurgien songe à pratiquer au niveau de la région supposée malade une incision exploratrice. Mais auparavant, il est capital d'explorer la face postérieure du corps vertébral afin de voir si cette saillie anormale de la moelle et si cette absence des pulsations ne sont pas liées à l'existence d'une tumeur comprimant la face antérieure de la moelle et venant l'appliquer contre la dure-mère. C'est là une éventualité que nous avons eu l'occasion d'observer récemment chez un malade de De Martel. En présence d'une dilatation énorme de la moelle au niveau du renflement cervical, le chirurgien, avant d'inciser la substance médullaire eut l'idée de récliner délicatement la moelle du côté droit (les troubles présentés par le malade indiquant une lésion développée surtout du côté gauche) à l'aide d'un écarteur malléable : et il fut assez heureux pour trouver, plaquée contre la face antérieure de la moelle, la comprimant et la faisant saillir, une petite tumeur extramédullaire, qui, macroscopiquement, ressemblait à un lipome.

C'est là un fait à la fois intéressant et important à noter et auquel seul un chirurgien ayant une grosse pratique de chirurgie médullaire pouvait penser.

Point n'est besoin, comme on le voit, pour examiner la face postérieure du corps vertébral, de sectionner, comme le recommande ELSBERG, une ou plusieurs racines soit antérieures, soit postérieures : en réclinant délicatement la moelle et en explorant à l'aide d'un instrument mousse ou même d'une pince de KOCHER la face postérieure vertébrale, on pourra reconnaître une tumeur extra-médullaire, qui, par son développement à la face antérieure de la moelle, pouvait, en la comprimant et en la repoussant vers la dure-mère, faire croire à une tumeur intramédullaire.

Lorsque celle-ci existe, on pratiquera au niveau de la région supposée malade une incision exploratrice. Dans un article de *l'Américan journal of the Medical Sciences*, ELSBERG a, en se basant sur l'anatomie des cordons médullaires, précisé la zone où devait porter l'incision, au cas où la tumeur serait cervicale, dorsale ou dorso-lombaire. Nous citons textuellement : « Dans « la région lombo-sacrée les faisceaux de GOLL et de BURDACH ne « sont pas distincts, et les fibres des racines postérieures occu- « pent une grande partie du cordon postérieur, tandis que, dans « les régions cervicale et dorsale, la disposition des fibres est « telle que le cordon de GOLL ne contient que les fibres des raci- « nes sacrées, lombaires et dorsales inférieures, et que le cordon « postéro-externe de BURDACH contient les fibres des racines « postérieures, dorsales, supérieures et cervicales. Par consé- « quent *dans la région lombo-sacrée on peut inciser le cor- « don postérieur en n'importe quelle région :* il n'y a pas de « lieu d'élection ; *dans la région sacrée, il est préférable de « faire l'incision à quelques millimètres de la ligne médiane*

« *de façon à ne pas léser les tractus descendants (triangle*
« *de* Gombault Philippe), *de même dans la région lombaire,*
« *afin de ménager le faisceau ovale de* Flechsig *et le faisceau*
« *septo-marginal de* Bruce et Mair.

« Cette incision ne sera pas trop rapprochée de la zone des
« racines postérieures, de peur qu'elle lèse les fibres margina-
« les. Plus l'incision sera profonde, plus elle aura de chance
« de blesser les fibres des racines lombaires supérieures.

« *Dans les régions cervicale et dorsale il faut encore inci-*
« *ser le cordon postéro-médian de* Goll, *et plus le niveau est*
« *élevé, plus l'incision doit se rapprocher de la ligne médiane.*

« *Dans les régions dorsale supérieure et moyenne, il faut*
« *inciser de préférence à 2 ou 4 millimètres de la ligne mé-*
« *diane ; tandis qu'à partir du niveau de la région cervi-*
« *cale moyenne et au-dessus, l'incision sera faite très près de*
« *la ligne médiane et de préférence dans le septum médian*
« *postérieur.* »

L'incision de la moelle sera faite au bistouri fin, ou avec le
couteau de de Graefe (Elsberg); elle aura 5 centimètres de longueur et sera parallèle à l'axe de la moelle; on écartera les
fibres avec un instrument mousse, une spatule par exemple,
ou un crochet mousse à strabotomie (Elsberg). Il est rare que
l'incision soit suivie d'hémorragie.

Cette incision de la moelle, outre qu'elle fera faire le diagnostic, permettra de se rendre compte de la nature de la
tumeur et surtout, fait extrêmement important au point de
vue de la conduite à tenir, de ses relations avec le tissu médullaire lui-même.

Deux cas se présentent : *ou bien la tumeur est encapsulée,* extirpable totalement, et c'est à cela que devront tendre les efforts
du chirurgien : parfois après extirpation de la masse, le lit de
la tumeur saigne : un léger tamponnement à la gaze maintenu
en place pendant quelques minutes arrêtera l'hémorragie.

Ou bien la tumeur est très étendue, elle est diffuse, inextirpable et le chirurgien devra alors battre en retraite, s'il ne veut pas nuire au malade, c'est là la technique dont il ne faut pas se départir, et nous ne saurions nous associer à ce que disent POTEL et VAUDEAU : « ... Ou bien les symptômes et l'examen « opératoire montreront que la moelle est fonctionnellement « ou anatomiquement complètement sectionnée et alors il « convient d'enlever la tumeur entre deux tranches, ce qui « fera disparaître les douleurs et arrêtera l'expansion du néo- « plasme. »

Ce serait, de propos délibéré, vouloir méconnaître une des principales devises du chirurgien « primum non nocere » que de pratiquer, même au cas de tumeur inopérable, une « section du néoplasme entre deux tranches » ; peut-être serait-on autorisé à pratiquer une section des racines postérieures afin d'atténuer les douleurs et pour que, faute de mieux, le malade bénéficie au moins de cette thérapeutique palliative.

6° TEMPS. — **SUTURE DE LA DURE-MÈRE.** — Après avoir asséché la cavité arachnoïdienne et enlevé les caillots qui pourraient s'y trouver, *on cherchera à faire une suture aussi hermétique que possible* de la dure-mère. Certains chirurgiens conseillent une suture incomplète pour permettre le libre écoulement du liquide céphalo-rachidien et vont même jusqu'à placer au contact de la moelle soit une mèche de gaze, soit quelques brins de catgut assemblés, soit même un petit drain.

Il est certain que cette technique, en créant une fistule de liquide céphalo-rachidien, évite l'accumulation du liquide que l'on observe quelquefois au niveau de l'espace mort intermusculo-méningé : mais, outre que cette déperdition du liquide céphalo-rachidien peut déterminer des accidents, les chances d'infection sont considérablement accrues de ce fait : et c'est parce qu'il avait laissé une mèche de gaze au contact de la

moelle chez un de ses opérés que Brun observa des phénomènes d'infection qui se terminèrent par une issue fatale.

C'est dire que la suture hermétique de la dure-mère s'impose:
pour cela, avec une fine aiguille de Reverdin, ou une aiguille
à suture intestinale, ou à l'aide de l'aiguille de Chipault, on
pratiquera sur la dure-mère un *surjet au catgut fin ooo*, en
rapprochant suffisamment les points pour que la suture ait
une étanchéité aussi complète que possible; il faudra éviter
de faire des points séparés qui ne réaliseraient pas du tout
cette suture hermétique et seraient en quelque sorte une
amorce pour la fistule : « Si, dit Brun, j'avais fait un surjet et
non des points séparés, peut-être que mon malade ne se serait
pas infecté. » Il faudra éviter d'employer la soie, quoi qu'en
dise Elsberg, ou le crin de Florence (Horsley) : d'une part, il
ne faut jamais mettre dans la plaie un fil non résorbable, susceptible d'entraîner ultérieurement une fistule méningée, et,
d'autre part, le catgut, en se gonflant, a l'avantage d'oblitérer
l'orifice que fait l'aiguille.

On aura soin aussi de ne pas exercer de traction sur la dure-
mère, car elle résiste très peu aux efforts et se laisse facilement déchirer : d'ailleurs, la coaptation de ses deux lèvres est
facile à obtenir, et il est possible de faire un bon affrontement
de ses bords.

Küttner conseille de commencer la suture à la partie supérieure de la plaie : c'est là, en effet, de par la position du malade,
le point déclive, c'est là que le sang vient s'accumuler hors
de la dure-mère, et c'est par là qu'il peut entrer dans le sac
méningé ; en fait, peu importe qu'on commence le surjet à la
partie supérieure ou à la partie inférieure de la région opératoire : ce qu'il faut avant tout, c'est s'assurer qu'avant la fermeture de la dure-mère aucun caillot n'a pénétré dans le sac
dural.

Cette suture n'est pas toujours possible : la dure-mère pou-

vant être friable et se déchirant facilement : c'est ce que
nous avons observé chez le malade de DE MARTEL et GENDRON,
et, à vrai dire, ultérieurement n'est apparu aucun accident.

Lorsque la suture est possible, faut-il, comme le conseille
CHIPAULT, laisser au contact de la face externe de la dure-mère
un petit drain permettant au suintement céphalo-rachidien
possible de s'écouler au-dehors et de ne pas se répandre dans
la plaie en l'empêchant de se cicatriser? Je crois que tous les
chirurgiens répondront par la négative. On terminera alors
l'opération en pratiquant le dernier temps.

7ᵉ TEMPS. — **FERMETURE DU PLAN MUSCULO-APONÉ-
VROTIQUE ET SUPERFICIEL.** — Ce temps ne présente rien de
particulier : on suturera séparément muscles et aponévrose,
plaçant sur ceux-là plusieurs points en U au catgut et s'assu-
rant d'une hémostase parfaite et sur celle-ci un surjet au catgut nº 2. Il faudra avant tout éviter, par une fermeture soignée,
qu'il y ait entre la dure-mère et ce plan aucun espace mort.

On rapprochera au besoin par quelques catguts fins les
deux parties sectionnées du tissu cellulo-adipeux sous-cutané
et sur la peau on placera des sutures au fil de lin : fils pro-
fonds et superficiels. Une fois l'opération terminée, il faudra
prendre de minutieuses précautions pour hâter la guérison et
prévenir des complications ennuyeuses.

On enveloppera toute la région opératoire d'un épais pansement ouaté ; point n'est besoin pour le malade, comme le
recommandent certains chirurgiens, afin d'éviter la compression de la région opératoire, de rester dans le décubitus
latéral ou de se coucher sur le ventre : le décubitus horizontal
ne semble pas déterminer de phénomènes de compression susceptibles d'amener des escarres : et même une légère compression de la région, à l'aide de coussins placés sous le dos du
malade évitera la formation d'un hématome ou aidera à sa
résorption.

Le malade sera, autant que possible, placé les membres infé-rieurs plus hauts que le reste du corps, afin d'éviter la stagna-tion du liquide céphalo-rachidien et partant la fistule.

Dans les jours qui suivront l'intervention on évitera l'emploi de morphine ou de pantopon, dont on ne saurait trop dire les effets nocifs chez ces malades ; on leur permettra de faire les frais de la réaction par l'emploi de sérum glucosé (5oo gr. par 24 heures), par les piqûres d'huile camphrée (toutes les 3 heures 1 cm³) associées à des piqûres de strychnine (0,006 par 24 heures), on veillera à ce que toutes les fonctions de l'or-ganisme s'exercent régulièrement n'hésitant pas, au besoin, à placer une sonde à demeure dans la vessie.

Enfin on surveillera la courbe thermique : il est fréquent d'observer le soir de l'intervention une température de 39 ou 40° ; souvent, d'ailleurs, pendant 5 à 6 jours, la température dépasse 38 ou 38° 5, sans qu'il y ait aucun signe d'infection.

Le 4e ou 5e jour seulement, à moins que le malade n'éprouve quelque malaise, on regardera son pansement et on enlèvera les fils de lin.

Si par hasard le malade éprouvait quelque céphalée ; s'il avait de l'agitation, parfois des vomissements, il faudrait re-chercher d'emblée, au niveau de la région opératoire, une collection de liquide céphalo-rachidien : si elle est de faible volume, on attendra sa résorption spontanée ; par contre, si elle était volumineuse, on ferait sauter un ou deux points de suture et on l'évacuerait : il faudrait alors appliquer sur la plaie un pansement iodo-ioduré avec la liqueur de Gram.

Enfin chez ces malades il faut éviter toute cause de refroi-dissement : il est fréquent, en effet, d'observer chez eux pen-dant les 2 ou 3 premiers jours qui suivent l'intervention une sudation exagérée. Aussi ne devra-t-on pas hésiter, quoique au prix de grosses difficultés, à les changer fréquemment : ce sont là des soins auxquels le chirurgien devra veiller lui-même.

CHAPITRE VI

ACCIDENTS OPÉRATOIRES
ET POST-OPÉRATOIRES

Au cours et après l'intervention on peut voir apparaître un
certain nombre de complications : nous les décrirons rapidement, ne voulant insister que sur quelques-unes d'entre elles,
importantes au point de vue pratique et que les auteurs ne
signalent que de façon tout à fait accessoire.

Au cours de l'opération peuvent apparaître des *troubles
respiratoires* et *circulatoires, des variations plus ou moins
considérables de la tension artérielle* décelables au Pachon ;
ces accidents bien connus sont fréquents au cours des laminectomies, et certains auteurs, tel Abbé dans un article du
New-York medical Record, ont relevé les cas très rares où ils
ne furent pas observés.

De même on a signalé la mort subite par *collapsus ou syn-
cope* (cas de Krauss et Mac Guire, Hildebrand) ou la mort
rapide au bout de quelques heures (comme dans a cas d'Elsberg) par *paralysie respiratoire :* ces derniers accidents étant
fréquents lorsqu'on extirpe une tumeur de la moelle cervicale
et que l'on opère aux confins de la région du bulbe et des ori-
gines du phrénique.

D'autres accidents ont été signalés sur lesquels nous voulons
insister ; ce sont *le choc, les hémorragies, les troubles dus aux*

modifications apportées à l'écoulement du liquide céphalo-rachidien et l'infection.

Au dire de DERCUM le choc serait bien plus redoutable dans les interventions sur la moelle que dans les opérations cérébrales, opinion discutable, discutée d'ailleurs par CHIPAULT dans ses études de chirurgie médullaire. Deux symptômes, au dire de BRUN, assombriraient le pronostic du choc : ce sont : la tachycardie avec arythmie et une prostration marquée.

Le choc relèverait de multiples facteurs : l'hémorragie, la durée de l'intervention, l'étendue de l'acte opératoire, la perte trop rapide et trop abondante du liquide céphalo-rachidien ainsi que les manœuvres qu'on fait subir à la moelle : c'est dans l'espoir d'atténuer ces multiples causes de choc que certains auteurs préconisent l'intervention en deux temps. — Mais en prenant, soit avant, soit au cours de l'opération, les diverses précautions que nous avons indiquées, on le réduira au minimum : c'est ce que nous avons observé dans le cas que nous rapportons : le malade de DE MARTEL et GENDRON n'eut pour ainsi dire pas de choc.

Quant à l'hémorragie qui peut apparaître, elle relève de diverses causes : elle peut provenir *du plan musculo-apénévrotique,* et dans ce cas il est facile de l'arrêter par tamponnement.

L'hémorragie osseuse est peu abondante : elle ne mérite pas qu'on s'en préoccupe ; si par hasard elle ne s'arrêtait pas d'elle-même, on en viendrait à bout facilement en utilisant le procédé préconisé par HORSLEY : obturation à l'aide de la cire de tous les orifices osseux qui saignent.

Quant à *l'hémorragie intra-dure-mérienne,* elle est due le plus souvent, mais non toujours, à la section d'une des artères rachidiennes ou à la section d'un de ces vaisseaux qui abordent isolément la moelle : sans parler de la gêne immédiate que l'hémorragie entraîne, il faut envisager les conséquences ultérieures : FÖRSTER insiste sur l'importance des troubles de la nutrition médullaire qui peuvent succéder à la blessure d'une artère, cette lésion pouvant, tout comme la compression, entraîner des paralysies : c'est ce que TANON a exposé dans sa thèse, comme nous l'avons vu plus haut, et c'est ce que démontre le cas de HEILE : myélite par troubles de vascularisation dus à la section d'une artère principale au cours d'un FÖRSTER. Ce sont là d'ailleurs des faits exceptionnels.

Une autre conséquence moins grave de cette hémorragie intra-dure-mérienne consiste dans l'apparition de paraplégies, de paresthésies, de douleurs radiculaires qui seraient dues à ce suintement sanguin au contact du tissu nerveux : ces faits ont été signalés par différents auteurs; FÖRSTER, ELSBERG y ont insisté récemment encore. C'est dire que le chirurgien devra, avant de refermer la dure-mère, débarrasser la moelle de tous les caillots qui pourraient se trouver à son contact et surtout veiller à ce que le sang ne vienne pas, étant donnée la situation déclive de la tête, s'accumuler au niveau de la région du bulbe.

Il est une troisième complication d'importance capitale et sur laquelle il faut insister : c'est l'épanchement du liquide céphalo-rachidien dans la zone intermusculo-méningée et sa lente fistulisation au dehors.

Dans la majorité des cas, si l'on suture de façon hermétique la dure-mère, si les plans musculaires ont été rapprochés par des points en U au catgut, si l'on a suturé l'aponévrose avec un surjet au catgut, la plaie guérit sans qu'il se produise de fistule de liquide céphalo-rachidien.

La cicatrisation est rapide en 8 à 10 jours.

Mais parfois, malgré les sutures minutieuses de la duremère, il est facile de comprendre que rien ne venant combler l'espace mort laissé par la résection rachidienne, si la suture méningée laisse filtrer du liquide, et elle le fait habituellement,

il se produit entre les muscles et les méninges une collection
qui croît lentement : dans un cas de BRUN que nous avons
rapporté, le malade présenta brusquement des douleurs dans
les membres,des nausées,des vomissements, du ténesme vési-
cal, de l'agitation avec secousses convulsives dans les membres, de l'accélération du pouls avec hyperthermie, dyspnée,
pâleur de la face. On désunit la plaie et il s'écoule une grande
quantité de liquide céphalo-rachidien limpide.Le malade,après
cette évacuation, devint plus calme, la céphalée et les vomissements disparurent, les crises convulsives s'atténuèrent et tout
rentra dans l'ordre.

Lorsque ce *liquorfluss* des auteurs allemands est peu abon-
dant,il peut se résorber spontanément. Mais s'il est volu-
mineux on fera sauter un point de suture pour permettre
l'écoulement du liquide céphalo-rachidien au dehors et empêcher une infiltration sous les bords de la plaie.Certains chirurgiens (LERICHE et COTTE) préfèrent le ponctionner.

Quoi qu'il en soit, une fistule est créée dont la durée est
variable (plusieurs mois dans les cas de HORSLEY et DUNCAN);
et lorsque l'organisme est affaibli, l'écoulement continu de
liquide peut amener la mort ou contribuer pour une bonne
part à l'issue fatale; et à ce propos KRAUSE écrit : « Je ne
puis me défendre de l'impression qu'à la moelle une perte
abondante de liquide céphalo-rachidien est plus nuisible et
plus dangereuse qu'au cerveau. »

Cet écoulement peut, par sa continuité et son abondance,
provoquer des contractures passagères, du coma, de l'hyperthermie, parfois même entraîner la mort avec 40°, 41°. Ces
accidents tiennent sans doute, dit CHIPAULT, « à la congestion
« des centres nerveux dans leur coque osseuse qui perpé-
« tuellement se vide d'une grande partie de son contenu (assè-
« chement des centres nerveux), le liquide céphalo-rachidien
« restant toujours limpide ».

En outre, les bords de la plaie, qui bourgeonne mal, sont le siège d'un érythème désagréable. Des adhérences méningo-médullaires se forment, qui plus tard peuvent gêner les fonctions de la moelle.

Enfin cette fistule, et c'est là un point d'importance capitale, *prédispose à l'infection* : les pansements sont mouillés, demandent des changements fréquents, non sans fatigue et secousses fort pénibles pour le malade. Aussi devra-t-on redoubler de soins pour l'éviter : l'asepsie rigoureuse des pansements et l'emploi de la liqueur iodo-iodurée de Gram sont de règle en pareil cas : il serait banal d'insister à ce sujet.

L'infection peut être précoce ou tardive : *précoce,* elle apparaît au bout de 48 heures, et enlève le malade de méningite purulente généralisée ; *tardive,* elle débute vers le 5e ou 6e jour (cas de Brun) par des frissons, de l'élévation de la température, de la céphalée, des vomissements, bref tous les symptômes d'une méningo-myélite contre laquelle toute thérapeutique est impuissante ; il est rare que l'affection se prolonge au-delà de 8 ou 10 jours.

Ce sont là des accidents bien connus et sur lesquels il nous semble inutile d'insister.

D'autres complications peuvent apparaître : Krause a signalé des troubles des fonctions vésicales et rectales, et parfois des troubles trophiques sous forme d'escarres graves et à un degré moindre sous forme d'ampoules superficielles, tant aux régions fessières qu'au niveau des pieds. C'est dire que, pour les éviter, il faudra veiller d'emblée à ce que les tendons d'Achille, les talons et les malléoles soient tenus à l'abri de toute compression, et à ce que les régions fessières soient maintenues dans un état de propreté très grande.

Enfin il est une dernière complication que nous avons eu

l'occasion d'observer chez le malade de De Martel et Gendron : elle a été d'ailleurs signalée par Oppenheim, Södebergh, et plus récemment Elsberg : c'est un syndrôme **douloureux abdominal** consistant en douleurs atroces au niveau de l'abdomen, avec ballonnement du ventre, hyperesthésie cutanée, arrêt des matières et des gaz : on croirait être en présence d'une occlusion intestinale. Cet accident est fréquent après une laminectomie portant sur les vertèbres dorsales inférieures (D_8 à D_{12}). La pathogénie de ce syndrôme est très obscure : peut-être s'agit-il d'un trouble d'ordre sympathique. On luttera contre cette complication par de petits lavements et des piqûres d'atropine et de morphine.

CHAPITRE VII

RÉSULTATS OPÉRATOIRES

L'extirpation d'une tumeur intramédullaire est une opération
grave, et l'opinion de Boschardt, pour qui *la moelle n'est pas
un organe aussi délicat que le pensent les chirurgiens*, est
discutable ; la gravité de l'opération tient à la fois à la lésion
elle-même et à l'acte opératoire qui apporte indiscutablement
un facteur de gravité et des dangers nouveaux.

En analysant les résultats obtenus dans les 28 cas que nous
avons pu recueillir, on arrive aux chiffres suivants :

> Guérison complète dans 10 cas.
> Mort dans 9 cas.
> Amélioration dans 5 cas.
> Aucune amélioration dans 4 cas.

Dans un cas (Collins Warren) la guérison date de 7 ans 1/2 ;
peut-être pourrait-on discuter ce résultat, surtout en constatant combien l'observation est peu précise, et en songeant qu'il
s'agit de l'ablation d'un endothéliome. Peut-être s'agissait-il
d'un fibro-sarcome.

Chez la malade de Von Eiselsberg et Clairmont la guérison se maintenait encore 22 mois après l'opération ; il faut toutefois faire remarquer que la malade conservait encore quelques séquelles de son affection : légères contractures au niveau
des articulations du genou et de la hanche.

Quant aux autres cas, la guérison remontait, à l'époque où

furent publiées les observations, à 11 mois, 8 mois, 6 mois et 4 mois, et dans tous ces cas la guérison fut complète, sauf chez un malade d'Elsberg, qui après ablation d'une tumeur cervicale présentait une légère raideur des membres inférieurs, surtout marquée du côté gauche.

Mais de quelle importance sont ces troubles quand il s'agit de sauver la vie d'un malade qui, sans opération, serait perdu : la malade de Von Eiselsberg et Clairmont en est un exemple typique.

L'étude des causes de mort opératoire est intéressante, car elle met en évidence les principaux dangers de l'intervention :

Dans 2 cas (Hildebrand, Krauss et Mac Guire), mort subite quelques heures après l'opération.

Dans 4 cas (Nonne, Elsberg), mort rapide par paralysie respiratoire ou collapsus cardiaque.

Dans 3 cas (Krauss, Brun, Fenger), mort tardive d'infection au bout de 4, 12 et 16 jours.

En somme, en dehors de ces morts subites, contre lesquelles le chirurgien est désarmé, et de ces paralysies respiratoires, fréquentes lorsqu'on opère sur la moelle cervicale, c'est l'infection qui, là encore, est l'ennemie du chirurgien, et l'on comprend combien, au cours de son intervention et ultérieurement, l'opérateur devra redoubler de soins.

Quant aux améliorations qui ont été signalées, il est bien difficile de les discuter, car les auteurs donnent peu de précisions : tels sont les cas de Krause et Cushing.

Chez le malade de De Martel et Gendron, on observa, 3 mois environ après l'opération, quelques légers mouvements des orteils qui persistaient encore 6 mois après. La lecture de

nombreuses observations nous a appris que bien souvent l'a-
mélioration est longue à apparaître (1 an et 2 ans dans les
cas de KRAUSE) et nous ne pensons pas que l'on doive déses-
pérer de l'avenir du malade.

Enfin quant aux non-améliorations elles sont peu fréquentes ;
et l'on peut dire de façon générale que toujours, chez ces malades où la tumeur était inextirpable, l'ouverture de la dure-
mère et l'incision de la moelle apportèrent un grand soulagement en diminuant les phènomènes de compression.

D'ordinaire, il s'écoule de longs mois avant la guérison
définitive des paralysies;« il peut même falloir un an et plus
« jusqu'à l'obtention du rétablissement qui est possible dans
« la mesure des altérations anatomiques de la moelle (KRAUSE)».
Et il est fréquent de constater combien la guérison est parfois lente à se produire : dans un cas, KRAUSE n'a-t-il pas vu,
au bout de deux ans, des progrès encore nets d'une paralysie
résiduelle.

Après l'opération les paralysies peuvent diminuer rapidement ainsi que les troubles de la sensibilité :généralement ce
sont ceux-ci qui disparaissent les premiers, les contractions
musculaires involontaires ainsi que les contractures diminuent
d'intensité, les sensibilités tactile et thermique réapparaissent
vite, seuls les troubles du sens de l'attitude et du sens musculaire persistent longtemps encore.

Les paralysies ou les parésies ne rétrocèdent que beaucoup
plus lentement, et souvent on voit les muscles atteints les
premiers au cours de l'affection récupérer tardivement leur
fonction.

Ces améliorations ne progressent pas d'ailleurs de façon

régulière, mais on observe souvent des variations,des temps
d'arrêt fréquents et même des retours en arrière.

Dans quelques cas même (observation de KRAUSE, SCHULTZE,
FENGER),on a vu les paralysies augmenter et l'on peut observer
parfois (cas d'Elsberg) des manifestations d'ataxie motrice;
parfois aussi dans les premières semaines qui suivent l'opération,apparaissent de violentes douleurs : OPPENHEIM les expli-
« que en disant que les voies de conduction centripète se
« rétablissent, peut-être, avant que les voies et les racines
« plus inférieures comprimées par la tumeur aient perdu leur
« état d'irritation ».

Les réflexes pathologiques disparaissent rapidement en totalité ou en partie, ou diminuent d'intensité, surtout du côté
opposé à la tumeur. Mais dans certains cas (observation de
BRUN) ces phénomènes réapparaissent à nouveau au bout de
quelques semaines,alors qu'ils avaient déjà disparu; il en est de
même des contractures qui parfois réapparaissent pour rétro-
céder définitivement au bout de quelque temps. Telles sont les
suites opératoires que le chirurgien devra toujours avoir pré-
sentes à l'esprit; aussi est-il facile de comprendre qu'en face
de telles éventualités il lui soit impossible de formuler un
pronostic au point de vue du résultat futur de l'intervention.

Nous croyons cependant pouvoir dire : la laminectomie est
une opération grave; elle fait toujours courir un risque, d'autant plus grand que la tumeur a un siège cervical élevé.

Dans 35 o/o des cas, la guérison se produit, guérison complète,avec,cependant,dans quelques cas,des séquelles minimes.

Dans 32 o/o des cas, la mort peut survenir soit par collapsus, quelques heures après l'opération, soit par paralysie respiratoire, rapide,soit enfin dans les quelques jours qui suivent
lorsqu'une fistule s'établit et qu'il y a infection ascendante du
canal rachidien.

Dans 17 o/o des cas il y a amélioration des symptômes :

cette amélioration est plus ou moins marquée suivant l'état des tissus de la moelle.

Enfin, dans le reste des cas, où l'amélioration est nulle, c'est qu'il existe des lésions médullaires irréparables sur lesquelles l'intervention ne peut avoir aucune action.

' Sans doute, si l'on se place au point de vue de la statistique brute et qu'on la compare à celle des hystérectomies pour fibromes ou des ablations de cancer du sein, les résultats obtenus dans la lutte dirigée contre ces tumeurs sont mauvais; mais si l'on tient compte des difficultés opératoires que le chirurgien doit surmonter, on peut dire au contraire que les succès assez nombreux déjà enregistrés sont très encourageants et doivent nous engager à persévérer dans cette voie; étant donné que la lésion est incurable par tout autre procédé et qu'elle est fatalement mortelle si l'on n'intervient pas, nous estimons légitimes toutes les hardiesses opératoires : ce que le professeur Brissaud disait au sujet des tumeurs cérébrales peut s'appliquer aux tumeurs intramédullaires : « En dehors des « tumeurs syphilitiques, qui sont justiciables d'un traitement « médical dont le succès, d'ailleurs, n'est jamais assuré d'avance « toutes les autres tumeurs sont réfractaires à la thérapeuti- « que médicale. »

Et ainsi les tumeurs intramédullaires qui, jusqu'à ces dernières années, restaient en dehors du domaine chirurgical, semblent devoir bénéficier des progrès de la technique chirurgicale. Les résultats heureux dont le nombre s'accroît chaque jour, et qui sont toujours des résultats brillants, seront encore plus nombreux le jour où neurologiste et chirurgien collaboreront intimement.

OBSERVATIONS

—

OBSERVATION I. — Sarcome fuso-cellulaire des cordons postérieurs de la moelle dorsale (FENGER, *cité dans Church et
Eisendrath et dans Bruns*).

Homme,38 ans,venu consulter pour la symptomatologie suivante :
Il y a un an, pendant la nuit, est pris d'une brusque douleur dans
la région lombaire,qui reparut les trois nuits suivantes avec les mêmes caractères de violence,puis depuis a continué, mais très atténuée.
Trois mois après la première crise le membre inférieur droit s'affai-
blit; il survint une douleur en ceinture siégeant à égale distance de
l'ombilic et du pubis. Après une seconde période de 3 mois,le membre inférieur gauche se prit à son tour. En janvier 90 la douleur en
ceinture persiste, mais en outre apparaissent des douleurs lancinantes
en avant et en dedans des membres inférieurs. Constipation, vessie
distendue jusqu'à l'ombilic. Au-dessous de la 4ᵉ côte disparition
complète du sens de la température et grande diminution de la sensibilité tactile. Parésie des membres inférieurs plus marquée à gauche; exagération de tous les réflexes des membres inférieurs.

Laminectomie, le 5 juin 90 : ablation des apophyses épineuses
dorsales 3, 4, 5 et des arcs 4 et 5. Dure-mère normale : on l'incise et
on constate que la moitié postérieure de la moelle est très élargie :
on la fend sur la ligne médiane et l'on tombe sur une tumeur d'environ 2 pouces de large, fusiforme. Elle fut facilement énucléée,
presque sans hémorragie,puis la dure-mère refermée. Léger drainage
intradural.

Après l'opération, paraplégie complète. Mort de septicémie le
4ᵉ jour.

A l'autopsie la tumeur (sarcome fuso-cellulaire) siégeait dans les
cordons postérieurs, seulement recouverte par une mince couche de

substance blanche ; elle n'avait déformé ni la substance grise, ni les deux tiers antérieurs de la moelle. Dans la moelle sous-jacente, hémorragie à peu près complète transversalement, sans doute post-opératoire : caillot dans la poche d'énucléation.

Observation II. — **Gliome développé aux dépens des 8e et 9e segments dorsaux** (Krause, *Chirurgie du cerveau et de la moelle épinière*, 1913).

Jeune garçon de 13 ans, qui, en septembre 1910, souffrit de douleurs dans le sacrum et de faiblesse dans les jambes surtout du côté gauche. Au cours de l'évolution de la maladie, apparition de parésie spastique des jambes, plus forte à gauche qu'à droite, avec thermo-anesthésie du côté droit, jusqu'à deux travers de doigts au-dessus du ligament de Poupart.

On diagnostique une tumeur de la partie gauche de la moelle au niveau des 8e-9e segments dorsaux, et, le 5 janvier 1911, on pratique la *laminectomie :* ablation des arcs vertébraux dorsaux 7e et 8e ainsi que de l'apophyse épineuse de la 6e vertèbre dorsale. Après ablation du 8e arc on trouve sur la dure-mère une couche gorgée de sang, ressemblant à peu près à du tissu de granulations ; la dure-mère ne bat pas, incision et issue de liquide céphalo-rachidien en quantité modérée. Le cathétérisme intra-dural en haut et en bas ne montra aucun obstacle sur une longueur supérieure à celle d'un doigt. Au niveau du 8e arc la moelle n'avait pas l'aspect normal, elle avait plutôt une couleur éburnée particulière ainsi qu'un épaississement fusiforme remarquable, analogue au renflement cervical et lombaire dont il ne pouvait s'agir ici.

Incision longitudinale au bistouri de l'arachnoïde ventrale : ligature d'un vaisseau arachnoïdien à trajet vertical. Une fois que la pie-mère eut été ouverte ainsi longitudinalement, le néoplasme vint faire une saillie hémisphérique sur toute l'étendue de l'incision ; le doigt ne put percevoir de différence dans la consistance. Puis, avec un fin bistouri, on fait au niveau de la commissure postérieure une incision de plusieurs millimètres de profondeur dans la substance médullaire sur toute l'étendue de la partie mise à nu, longue de 5 cm. la moelle fit une hernie si prononcée dans la plaie durale qu'elle remplit la brèche fusiforme : il s'agissait vraisemblablement d'un néoplasme diffus faisant saillir la moelle. Microscopiquement il s'agissait d'un *gliome*.

L'opération fut interrompue à cause des limites diffuses du néoplasme,car on ne voit de substance médullaire normale ni en haut ni en bas.

La suture de la dure-mère est impossible. Suture des muscles, aponévrose, peau : pas de drain.

Dans les premiers jours qui suivirent l'opération, les symptômes s'aggravèrent: mais, petit à petit, le malade se rétablit,et comme son état général était excellent, on le renvoya chez lui en avril 1911,sans qu'il fût survenu de modifications notables.

OBSERVATION III. — **Tubercule solitaire de la moelle dorsale avec arachnoïdite tuberculeuse concomitante** (KRAUSE, *idem*).

Sujet de 32 ans, présentant une paralysie motrice et sensitive dans le territoire du segment inférieur du tronc et des membres inférieurs ; elle fait des progrès rapides en quelques semaines: rétention d'urine et de matières fécales. Comme la sensibilité est normale au-dessus de la ligne xiphoïdienne, et abolie au-dessous, et que les troubles de la motilité sont au-dessous, il ne peut s'agir que d'une paralysie segmentaire presque complète au niveau du 5e segment dorsal.

Laminectomie des 4e et 5e arcs: dure-mère très tendue.

Après incision longitudinale, la moelle fait saillie en arrière et il sort une quantité modérée de liquide céphalo-rachidien sanguinolent. On aperçoit sur la pie-mère un gonflement plan, gris rougeâtre, analogue à une tumeur couverte de nodules jaunâtres, de la dimension d'un grain de millet. Le 6e arc enlevé, on observe les mêmes altérations sur tout son niveau. Les masses néoplastiques enlevées, la moelle apparaît excavée et de coloration jaune. La tumeur n'est pas extirpable: la limite supérieure n'est pas atteinte, même après ablation du 4e arc.

Malgré la tuberculose, la plaie guérit sans incidents et le malade mourut 16 jours après du fait de sa paralysie et de pneumonie. On trouva à l'autopsie un tubercule solitaire et des lésions d'arachnoïdite tuberculeuse.

OBSERVATION IV. — **Sarcome limité des cordons postérieurs à hauteur des 6e et 7e segments dorsaux** (KRAUSE,*idem*).

Femme de 31 ans présentant les symptômes d'une tumeur intravertébrale à la hauteur du 7e segment dorsal. L'affection a débuté dix-huit mois auparavant par une douleur en ceinture et des douleurs lancinantes à la région du coccyx, puis dans les deux jambes; il s'y ajoute des sensations d'engourdissement aux pieds.

Six mois après, la station debout et la marche étaient déjà impossibles. Il survint des secousses convulsives à la jambe gauche; la miction ne se faisait plus qu'avec des efforts considérables de la sangle abdominale. En outre la malade présentait à la région ombilicale une sensation de constriction en ceinture.

A son entrée à l'hôpital, en août 1907, on constate:

Paraplégie spasmodique et diminution bilatérale pour toutes les qualités de la sensation, à gauche, en avant, jusqu'à 3 cent. au-dessus du rebord costal, en arrière jusqu'à l'angle de l'omoplate, à droite en avant jusqu'à la 9e côte ; en arrière jusqu'à la douzième.

Les autres organes ne présentent rien de pathologique.

Laminectomie le 26 septembre 1907: ablation des 5e, 6e, 7e et 8e arcs dorsaux. Krause enlève d'abord une tumeur calleuse qui englobe la moelle s'étendant du milieu du 6e arc au 8e ; au cours de l'intervention il pratique une incision d'environ 2 centimètres de long dans la commissure postérieure et met à nu, à environ 2 millimètres de profondeur, une zone de ramollissement de la grosseur d'environ un pois et de coloration grisâtre. Suture sans drain des incisions musculaire et cutanée. Une amélioration notable se fit cependant attendre: 2 ans après la malade pouvait se tenir debout en s'appuyant, mais il persistait quelques contractions ou flexions au niveau des membres inférieurs. Autour de l'ombilic existait une zone où la sensibilité était fortement diminuée (environ la largeur de la main).

Observation V. — **Kyste intramédullaire développé au niveau du 8e segment dorsal (KRAUSE).**

Confrère âgé de 41 ans, ayant présenté en 1905 : herpès zoster de la région thoracique inférieure, rétention d'urine ; en 1906 : parésie de la jambe gauche ou anesthésie de la jambe droite; en 1907: parésie de la musculature abdominale gauche avec troubles de la sensibilité à la jambe droite, contractures toniques dans les deux jambes. Réflexes exagérés.

En 1908 on note: zone d'hyperesthésie depuis la 6e apophyse épineuse jusqu'à la neuvième.

Hypoesthésie et analgésie aux cuisses et aux jambes droite et gauche. Le sens de la température est très atteint à partir des mamelons et de la 6ᶜ apophyse épineuse dorsale, en descendant vers le bas; il était totalement aboli sur le côté droit du thorax.

Au point de vue de la motilité, diminution peu considérable de la force de tous les mouvements de la jambe droite;

Du côté gauche, fléchisseurs du genou paralysés, tandis que le quadriceps fonctionnait bien.

Réflexes abdominaux et crémastériens abolis, réflexes rotuliens exagérés jusqu'au clonus. Des 2 côtés, signes de BABINSKI et OPPENHEIM. Marche impossible lorsque le malade n'est pas soutenu.

Envies impérieuses d'uriner : « incontinence impérative » de BRUNS.

Diagnostic: compression de la moelle à hauteur d'u 5ᵉ segment dorsal.

Laminectomie le 19 avril 1908: résection des arcs vertébraux dorsaux de 4 à 8. A hauteur des 6ᵉ et 8ᵉ segments dorsaux, on incise la dure-mère très épaissie, sans pulsation, ni fluctuation; l'espace arachnoïdien est oblitéré par de nombreuses brides fibreuses cicatricielles.

En même temps, au niveau du 6ᵉ arc dorsal, on ouvre un kyste intramédullaire renfermant du liquide absolument limpide; suture des plaies musculaire et cutanée.

Tout d'abord on observa pendant 10 à 12 jours une sérieuse aggravation des paralysies. Ultérieurement on constata une amélioration importante qui se manifestait deux ans encore après l'intervention.

L'examen des pièces, pratiqué par le Pʳ ŒSTERRICH, permit de penser à des lésions de syphilis de la dure-mère spinale (quoiqu'il n'y eût pas de gomme) associées à un kyste intramédullaire.

OBSERVATION VI. — **Kyste intramédullaire de la moelle cervicale** (HUNT et WOOSLEY, *Annals of Surgery*, 1910).

Femme de 36 ans présentant depuis 12 ans une hémiplégie spastique du côté gauche avec anesthésie du côté droit.

Opération le 28-3-1910. *Laminectomie* des 3ᵉ, 5ᵉ vertèbres cervicales : ponction d'un kyste dans la substance médullaire : 10 jours après, amélioration de la paralysie, qui fut suivie bientôt de guérison.

Nature de la tumeur : kyste intramédullaire.

OBSERVATION VII. — Neurofibrosarcome de la moelle dorsale (Von EISELSBERG et CLAIRMONT, *Deutsche Zeitschrift für Nerven-heilkunde*, 1913).

Femme de 29 ans, opérée en 1907 de tumeur de la moelle de la grosseur d'une prune, à hauteur de l'arc de la 6ᵉ vertèbre dorsale. D'après les symptômes présentés par cette malade, le Pʳ V. FRANKL-HOCHWART et le privat-docent SALOMON firent le diagnostic de tumeur s'étendant entre les 8ᵉ et 11ᵉ segments. Les symptômes consistaient en diminution marquée de la sensibilité au tact et à la douleur au-dessous d'une ligne qui passe en avant à 3 travers de doigt au-dessus de l'ombilic, en arrière à 3 travers de doigt au-dessous de l'angle de l'omoplate traversant la 11ᵉ apophyse épineuse. Impossibilité de marcher en raison d'une paraplégie avec contractures dans les articulations du genou et de la hanche.

Le traitement mercuriel ne réussit qu'en partie, et, le 13-11-1907, on fait une laminectomie : tout d'abord ablation de l'arc des 6ᵉ et 7ᵉ vertèbres dorsales ; ouverture de la dure-mère : la moelle paraît normale. On prolonge la laminectomie vers le bas et on enlève les arcs 9 et 10. En ce point on ne trouve rien de pathologique : à la partie supérieure du champ opératoire, on découvre sur le côté droit, après avoir récliné la moelle de côté, une tumeur ovale, de couleur bleutée ; elle était recouverte d'une mince bande de substance médullaire, semblait bien circonscrite, et se laissa énucléer avec « l'élévateur ».

Tumeur longue de 4cm., large de 1cm., qui au microscope se présente comme un *neurofibrosarcome* riche en cellules qui était sur le point de perforer la capsule en s'accroissant : suture de la dure-mère au catgut ; dans la plaie on laisse un drain.

Suites opératoires bonnes ; toutefois la malade présente 22 mois après l'opération quelques contractures en flexion au niveau des articulations du genou et de la hanche, avec contractures des adducteurs et du tendon d'Achille ; par contre, la sensibilité au tact, à la douleur et à la température est complètement normale — quelques légers troubles vésicaux qui existaient avant l'opération ont disparu.

OBSERVATION VIII. — Kyste intramédullaire développé au niveau des 4ᵉ et 5ᵉ segments cervicaux (Von EISELSBERG et MARBOURG). (*Observation résumée dans le Berliner klinische Wochenschrift*, 1913).

Chez une femme de 36 ans, qui auparant avait souffert de crise de migraine, se manifestèrent, en septembre 1910, à l'occasion d'un enrouement, de la dysphagie, et des paresthésies dans la main gauche.

L'examen montra une paralysie récurrentielle gauche, une diminution de la sensibilité jusqu'au 2ᵉ espace intercostal, un rétrécisssement de la fente palpébrale gauche, de la douleur à la pression de la partie supérieure de la colonne cervicale.

La laminectomie, pratiquée le 25-11-1910 dans la région des 4ᵉ, 5ᵉ, 6ᵉ vertèbres cervicales, ne montra pas de tumeur extramédullaire, mais une voussure de la moelle cervicale : on trouva profondément au-dessous de la surface de la moelle un vaste kyste long d'environ 2 cm. et large de 1/2 centimètre : on l'extirpa avec la curette tranchante; guérison. Le 17-12-1910, il existait encore un peu de maladresse des mains avec une légère diminution de la sensibilité profonde. Aucun examen de la tumeur kystique.

Observation IX.— **Kyste intramédullaire développé au niveau des 6ᵉ, 7ᵉ, 8ᵉ segments lombaires** (Warrington et Montserrat, *The Lancet,* 1908).

Malade de 22 ans présentant tout d'abord de la faiblesse des membres inférieurs avec alternatives d'aggravation et d'amélioration, quelques douleurs aux jambes et aux reins et bientôt une paraplégie complète des membres inférieurs.

Le début des symptômes est rattaché par le malade à un traumatisme de la région lombo-sacrée et les médecins diagnostiquent : formation gliomateuse de la moelle en rapport avec le trauma.

Opération par Montserrat en mai 1907 : incision de la 5ᵉ à la 10ᵉ lombaire. Section des apophyses épineuses des 6ᵉ, 7ᵉ, 8ᵉ, 9ᵉ vertèbres lombaires, ablation des arcs. La dure-mère paraît épaissie : elle adhère faiblement à la 6ᵉ vertèbre lombaire : on l'incise et on libère les adhérences qui l'unissent à la moelle; celle-ci paraît anormale, présente une teinte grisâtre et paraît transformée en une substance gélatineuse qui déborde à droite de la ligne médiane et s'étend de la 6ᵉ à la 9ᵉ vertèbre. Incision de la moelle sur la ligne médiane; issue de 2 cm³ de liquide : il s'agit d'un kyste intramédullaire. On ne tente pas d'extirper la poche du kyste.

Fermeture de la plaie sans suture de la dure-mère : drainage. Durée de l'opération : 1 h. 1/4.

Examiné en septembre 1907, le malade peut être considéré comme guéri : les symptômes morbides s'atténuent et disparaissent lentement.

OBSERVATION X. — **Gliome de la moelle dorsale** (BRUN, *Deutsche Zeitschrift für Chirurgie*, 1911.)

Malade âgé de 28 ans chez lequel BRUN fait le diagnostic de compression de la moelle à la partie inférieure de la moelle dorsale par tumeur.

Il présente de la sensibilité à la pression sur les apophyses épineuses des 6e, 7e et 8e vertèbres dorsales, des troubles de la sensibilité au tact, à la température, aux piqûres au niveau des membres inférieurs, parfois des paresthésies.

Troubles de la motilité au niveau de la jambe gauche, qui est plus faible que la droite, avec atrophie musculaire.

Réflexes abdominaux absents des 2 côtés, réflexes patellaires exagérés des 2 côtés, plus à gauche qu'à droite, réflexes achilléens exagérés des 2 côtés, clonus du pied gauche.

Pas de troubles vésicaux ni rectaux.

La thérapeutique médicale ayant échoué, on propose au malade une *laminectomie*.

Celle-ci est pratiquée le 21 septembre 1910, sous anesthésie à l'éther ; sa durée est de 1 heure 3/4.

Incision cutanée au niveau des apophyses épineuses des vertèbres dorsales 6 à 10.

On sectionne les muscles et on rugine jusqu'au périoste. Ablation des apophyses épineuses des 7e, 8e, 9e vertèbres dorsales, résection des arcs de ces vertèbres. Les plexus veineux qui recouvrent la dure-mère sont très développés : on les récline de part et d'autre de la ligne médiane. La dure-mère apparaît unie et resplendissante. A la palpation rien de spécial.

Incision de la dure-mère : issue de 10 à 15 cm³ de liquide céphalorachidien. La moelle paraît normale : à la palpation rien de particulier. A la partie toute supérieure du champ opératoire la pie-mère apparaît rouge brun. On résèque l'arc de la 6e vertèbre dorsale, on ferme à la soie la dure-mère qui avait été incisée, et au regard de la 6e dorsale on fait une incision. En ce point, la palpation de la moelle donne la sensation d'une pseudo-fluctuation qui est subpiale. On incise la pie-mère sur 4 cm., et on découvre une tumeur brunâtre qui ressemble à un tubercule et qui occupe la ligne médiane

et le côté postérieur et gauche de la moelle. On enlève la tumeur
qui se laisse énucléer de la moelle ; elle a 3 cm. de long et o cm. 5
dans sa plus grande largeur. Fermeture de la dure-mère par des
points séparés et petite mèche à la partie supérieure de la plaie.

Suture musculaire au catgut.

Mort le 12e jour d'infection.

La tumeur enlevée était un gliome, et à l'autopsie on découvrit
dans la corne postérieure gauche, au niveau du 4e segment dorsal,
un autre foyer gliomateux. D'autre part, on note la dégénérescence
du faisceau pyramidal gauche dans les segments examinés.

OSERVATION XI. — **Endothéliome de la moelle** (COLLINS WAR-
REN, *American medicine,* 26 août 1905. *Analysé dans Revue
neurologique,* 1905).

Homme de 49 ans souffrant depuis 25 ans ; 1re *laminectomie*
faite il y a 14 ans pour remédier à des douleurs intenses accompagnant d'autres symptômes d'une lésion transverse de la moelle
(paraplégie,anesthésie). La laminectomie montra un moelle augmentée de volume et de couleur bleuâtre, améliora l'état général et
apaisa les douleurs.

Mais, 6 ans plus tard, nouvelles douleurs périostiques intenses
dans le dos ; les douleurs deviennent bientôt continues et siègent
dans le dos, les épaules, le cou ; paralysie progressive des membres
supérieurs.

Nouvelle laminectomie au-dessus de la 1re : elle montre une
moelle bleue,augmentée de volume. La lésion est entièrement intramédullaire,probablement de nature endothéliale.

Pendant 15 jours,le malade présente une fistule de liquide céphalo-
rachidien.

L'état général s'améliore, disparition des douleurs, de la paralysie des mains. Cet homme, architecte, a pu reprendre en grande
partie ses occupations. Ce résultat se maintient depuis 1 an 1/2.

OBSERVATION XII. — **Neurofibrosarcome intramédullaire coe-
xistant avec deux petits sarcomes extramédullaires** (REI-
CHMANN, *Deutsche Zeitschrift für Nervenheilkunde,* 1912).

Boulanger, âgé de 20 ans, atteint de maladie de Recklinghausen
et chez qui on diagnostique une compression de la moelle entre les

7e et 9e vertèbres dorsales par une tumeur intrarachidienne, en raison de : paralysie spasmodique des membres inférieurs, de troubles de la sensibilité à la douleur, au tact et à la température, d'exagération des réflexes abdominaux, patellaires et achilléens, de clonus bilatéral du pied avec Babinski bilatéral.

Laminectomie le 4 juin 1910 : incision de la 5e à la 8e dorsale inclusivement.

Ouverture de la dure-mère : on trouve d'abord une tumeur encapsulée indépendante du tissu médullaire dont elle comprime la face postérieure. En outre, on découvre 2 autres tumeurs : une petite, sphérique, située plus bas que la précédente, et une troisième, petite, sous-pie-mérienne, enclavée dans la substance médullaire : ablation à l'aide de la curette mousse.

Suture de la dure-mère, des plans ostéo-musculaire et cutané.

Histologiquement, il s'agit de néoplasme rappelant en certains points la structure du *sarcome*.

Après l'intervention la guérison fut lente : les symptômes s'amendent progressivement, et à la fin de mai 1911 la guérison est définitive : il ne persiste qu'un léger Babinski.

Observation XIII. — **Tubercule développé au niveau de la moelle dorsale** (Krauss et Mac Guire, *The Journal of the American medical Association*, 1909).

Homme de 36 ans, présentant des signes de tuberculose pulmonaire, épididymaire et ganglionnaire, souffrant depuis décembre 1907 de douleurs dans le côté gauche et de faiblesse générale.

Progressivement apparition de signes d'affection médullaire :

Douleur à la pression sur les apophyses épineuses des 3e et 4e vertèbres dorsales.

Douleur dans le membre inférieur droit, contracture légère des membres inférieurs avec exagération des réflexes rotuliens et plantaire. Signe de Babinski, clonus du pied, incontinence d'urine et de matières fécales.

Absence de réflexes crémastériens et abdominaux.

Troubles de la sensibilité sans cependant dissociation de la sensibilité au dessous de la ligne intermamillaire.

Diagnostic : compression lente de la moelle au niveau du 5e segment thoracique.

Laminectomie pratiquée le 10 mars 1908 : incision sur les apophyses épineuses de la 1re à la 7e dorsale.

Section des apophyses épineuses dorsales 2, 3, 4, 5.

Ouverture du canal rachidien d'abord au maillet et au ciseau, puis à la pince de Doyen. Incision de la dure-mère qui paraît normale; en un point la moelle paraît très dilatée; on incise; énucléation de la tumeur, légère hémorragie vite arrêtée.

Suture de la pie-mère et de la dure-mère au catgut. Pas de drainage. Suture soignée musculaire et cutanée.

Le sujet meurt quelques heures après l'intervention : à l'examen la tumeur est longue de 2cm., large de 1cm. 5, de consistance très dure ; elle se présente comme un *tubercule typique*.

Au point où elle siégeait, la tumeur avait détruit la moelle; une petite zone de tissu médullaire environnant était intacte, et à 5cm. plus bas on découvre des lésions de dégénérescence des cordons ascendants et descendants.

Observation XIV. — **Neurofibrome fasciculé de la moelle dorsale présentant 3 segments : 1 intramédullaire et 2 extramédullaires** (Röpke, *Archiv. fur klinische Chirurgie*, 1911).

Un homme de 20 ans présenta en 1906 de l'affaiblissement des membres inférieurs, puis, en 1907, de la contracture des membres inférieurs et des troubles de la miction; l'impotence devint complète à cause de la contracture en flexion.

Absence complète de la sensibilité au niveau de toute la moitié sous-ombilicale de l'abdomen et dans tout le membre inférieur gauche.

Diminution de la sensibilité au niveau du membre inférieur droit et de la plante du pied gauche.

Diagnostic : tumeur comprimant la moelle surtout du côté droit à hauteur des 7e, 8e et 9e vertèbres dorsales.

Laminectomie : ablation des épines et des lames des 9e et 10e vertèbres dorsales, puis des 6e, 7e et 8e. La dure-mère apparaît très tendue : on l'ouvre et on trouve une tumeur à la fois extra et intramédullaire, composée d'un gros lobe supérieur extramédullaire et d'un petit lobe inférieur également extramédullaire séparés l'un de l'autre par une partie dure intramédullaire.

On enlève les 2 lobes extramédullaires de la tumeur, puis, après incision prudente de la moelle, exactement sur le raphé postérieur, on énuclée la petite tumeur intramédullaire, qui était grosse comme un noyau de cerise.

Suture hermétique sans drainage.

Le malade guérit opératoirement. Revu au bout de 6 et 8 mois, il était tout à fait bien : il pouvait marcher plusieurs heures sans fatigue et travaillait de nouveau aux champs.

Les tumeurs étaient des *neurofibromes fasciculés* analogues à ceux de la maladie de Recklinghausen.

OBSERVATION XV. — **Gliome développé au niveau des cordons postérieurs de la moelle dorsale** (BATTEN, *The Lancet*, 1907).

Jeune fille, 9 ans, chez laquelle on diagnostique une tumeur de la moelle à hauteur du 12ᵉ segment dorsal, en raison de paralysie spastique des jambes en flexion, clonus du pied, douleurs vives datant de 10 mois, incontinence d'urine.

Laminectomie faite par le Dʳ H. COLLIER : résection des apophyses épineuses et des lames des vertèbres dorsales de la 6ᵉ à la 12ᵉ : ouverture de la dure-mère : à hauteur de la 6ᵉ dorsale, la moelle présente des pulsations. Au-dessous, elle ne bat pas et au niveau de la 7ᵉ elle paraît distendue : à ce niveau, une incision dans le cordon postérieur donne issue à une petite quantité de substance gélatineuse et transparente : ce sont des fragments d'une tumeur intramédullaire que l'on ne peut énucléer. Microscopiquement il s'agit d'un *gliome*. Aucune amélioration.

OBSERVATION XVI. — **Tumeur intramédullaire de la moelle dorsale** (HILDEBRAND, *Archiv. für klinische Chirurgie*, 94, 1911, p. 225).

A. M..., 49 ans, souffre depuis plusieurs années de douleurs dans la jambe gauche, depuis 1 an 1/2, impossibilité absolue de marcher.

Motilité : jambes en adduction ; la jambe droite est en rotation externe.

Dans l'articulation coxofémorale gauche contractures invincibles. La jambe gauche ne peut exécuter aucun mouvement, au niveau de la droite, mouvements très limités.

Sensibilité : troubles sans territoires et limites fixés.

Pas de réflexes abdominaux, réflexes patellaires ne peuvent être recherchés à cause des contractures : il en est de même des réflexes achilléens. Babinski positif des deux côtés.

Diagnostic : myélite par compression due vraisemblablement à une tumeur extramédullaire développée dans la région des 8e-12e vertèbres dorsales : une localisation précise est impossible, en raison du peu de netteté des troubles de la sensibilité.

Opération le 2-7-10 : Laminectomie au niveau des 6e 9e vertèbres dorsales. Incision de la dure-mère. La moelle paraît épaissie sur une étendue de 2 travers de doigts : elle a une coloration bleuâtre et sa résistance paraît augmentée. Tumeur intramédullaire.

Bon résultat opératoire : mais aucune modification dans les symptômes.

Observation XVII. — Gliosarcome de la moelle cervicale
(Hildebrand, idem, p. 218).

A. H..., 4o ans. Il y a 2 ans fourmillements dans la main gauche, plus tard dans le bras et l'épaule gauche, puis dans le bras droit. Depuis 1 an, douleurs dans les bras, plus marquées à gauche qu'à droite. Depuis 6 mois, douleurs très vives dans les 2 épaules.

Motilité : mouvements d'élévation de l'épaule très limités : grosse diminution de la force au niveau de l'articulation du coude. Pronation et supination affaiblies du côté droit. Spasmes dans les extenseurs, quelques spasmes dans les deux jambes.

La paralysie s'accentue : les deux bras sont immobiles.

Sensibilité : Troubles de la sensibilité et notamment dissociation des divers modes de la sensibilité au bras et à l'épaule gauches. Douleurs croissantes.

Troubles des réflexes : réflexes du triceps très nets des deux côtés. Réflexe patellaire, de l'anconé exagéré des deux côtés. Babinski positif des deux côtés.

Diagnostic : Tumeur à hauteur des 1re et 2e vertèbres cervicales comprimant la moelle du côté gauche.

Opération : Laminectomie dans la région des 1re et 2e vertèbres cervicales. Incision de la dure-mère. La moelle paraît très compacte, gris rosé ; au-dessus gros amas de liquide céphalo-rachidien qui fait saillie. Tumeur extramédullaire. Evolution : mort subite peu de temps après l'opération : il s'agit d'une tumeur centrale qui s'étendait jusque dans le bulbe à 1 cm. au-dessous du pont, et en bas était large d'environ 2 travers de doigt.

Microscopiquement : *gliosarcome riche en cellules rondes et fusiformes.*

OBSERVATION XVIII. — **Angiome développé aux dépens de la moelle cervicale** (SCHULTZE, *Deutsche Medizinische Wochenschrift*, 1912).

Homme de 29 ans, présentant des douleurs dans l'omoplate gauche et la nuque, de la parésie des membres inférieur et supérieur gauches ainsi que des troubles dans le domaine des muscles innervés par le cubital et le médian gauches.

Troubles de la sensibilité étendus de la 1re côte à la 7e cervicale ainsi que troubles dans le domaine des 5e, 6e et 7e segments cervicaux et 1er segment dorsal à gauche comme à droite.

Au membre inférieur gauche, troubles de la sensibilité consistant en : hypoesthésie légère. A droite, sensibilité complètement abolie.

Il s'agit donc d'un complexus symptomatique à type Brown-Séquard avec parésie gauche et thermoanalgésie prépondérante à droite.

On diagnostique : tumeur de la moelle extra ou intramédullaire au niveau du 7e segment cervical et du 1er segment dorsal.

Laminectomie faite en janvier 1912 par le Dr GARRÉ : incision et résection des arcs des 5e, 6e et 7e vertèbres cervicales ; après ouverture du canal rachidien et incision de la dure-mère, on découvre une pie-mère très vasculaire ; on arrête facilement l'hémorragie des petits vaisseaux pie-mériens. En explorant la moelle, Garré sent une petite induration circonscrite : il fait en face de la 6e vertèbre cervicale une incision dans les cordons postérieurs et découvre une tumeur, petite, fortement rosée, qu'on peut extirper avec la pulpe du doigt et enlever ; cette tumeur est un angiome (RIBBERT), qui ne paraît pas développé aux dépens de la pie-mère.

Fermeture de la dure-mère et suture du plan musculo-cutané. Pendant les premiers jours qui suivirent l'intervention, aggravation de l'état ; mais les symptômes s'amendent rapidement, et, six mois après, le malade est complètement guéri et peut vaquer à ses occupations ; il ne présente plus que quelques légers troubles de la sécrétion sudorale.

Observation XIX. — **Tubercule solitaire de la moelle cervi-
vicale** (Veraguth et Brun, *Correspondenzblatt für Schweizer
Aertze*, 1910).

Homme de 32 ans, soigné 4 ans auparavant pour tuberculose pulmonaire. Au milieu de décembre 1909, raideurs et douleurs dans la
nuque, surtout du côté gauche. En janvier, sensation d'engourdissement dans le bras gauche avec perte de la force musculaire. Quelque temps après, engourdissement du bras droit. En février apparition d'un complexus symptomatique à type Brown-Séquard avec parésie des extrémités gauches et troubles de la sensibilité du côté droit
avec astéréognosie et perte du sens de l'attitude de la main gauche.

On diagnostique : tumeur extramédullaire au niveau des 4e et
5e segments cervicaux.

Laminectomie le 15 février 1910, anesthésie à l'éther, incision
cutanée étendue de la protubérance occipitale externe à la 5e vertèbre
cervicale ; ablation, avec l'ostéotome de Billroth, des apophyses épineuses des 3e et 4e cervicales. Hémorragie arrêtée par tamponnement ;
résection de l'arc de la 4e cervicale au ciseau ; puis l'arc de la 3e et
la moitié de l'apophyse épineuse de l'axis à la pince de Luer.

La dure-mère paraît normale aussi bien à la vue qu'au toucher :
on l'incise, et à hauteur de la 3e vertèbre cervicale, on note à la palpation une résistance ; on songe tout d'abord à une tumeur naissant
aux dépens du corps de la vertèbre ; il n'en est rien. Après incision
de la pie-mère on découvre du côté postérieur et gauche une petite
tache de 2 millimètres de diamètre dont la couleur ivoire contraste
avec la masse médullaire blanche.

Comme à cette place la consistance semble plus ferme, on incise
la moelle et on trouve à son intérieur une tumeur qui a les dimensions d'une noisette et se laisse énucléer facilement « comme le jaune
d'un œuf dur ».

Après l'intervention, la moelle présente des pulsations très nettes,
légère hémorragie arrêtée par tamponnement.

Suture à points séparés de la dure-mère à la soie ; petite mèche
que l'on fait sortir par l'angle supérieur de la plaie.

Suture des muscles au catgut, petit drain dans le tissu sous-
cutané.

Il s'agit d'un tubercule solitaire intramédullaire, mesurant dans
sa plus grande largeur 11, 5 mm., et 17 mm. dans sa plus grande
longueur, il a 9, 5 mm. d'épaisseur ;

56 jours après l'opération le malade quitte la clinique ; il est guéri et reprend son travail. A la fin de juin il est capable de faire à pied sans fatigue 7 kilomètres et de son bras gauche il élève une chaise horizontalement.

OBSERVATION XX. — **Gliosarcome de la moelle cervicale** (ELS-BERG et BEER, *The American Journal of the medical sciences,* 1911).

Homme de 42 ans ayant présenté, en 1907, des douleurs dans le cou irradiées aux épaules et aux bras, puis de la diminution de la puissance musculaire, tant au bras qu'à la jambe gauches.

En 1908, mêmes accidents du côté droit : grosses difficultés pour marcher. L'état s'aggrave, et, en 1909, malgré que l'état général fût excellent, le malade présente de l'ataxie des membres tant supérieurs qu'inférieurs, de l'impotence musculaire considérable, surtout marquée à gauche.

Aux membres inférieurs, les réflexes sont exagérés.

Les troubles sensitifs, consistant en zones d'hyperalgésie, d'anesthésie, sont très marqués sur les membres inférieurs, le tronc et la face interne des membres supérieurs ; sur la face externe des membres supérieurs on n'observe aucun trouble de la sensibilité.

La colonne vertébrale est rigide dans ses régions cervicale et dorsale, et la percussion des 4e, 5e, 6e apophyses épineuses est douloureuse.

Le 13 janvier 1909, 1re *opération :* laminectomie de la 4e à la 1re dorsale.

La dure-mère est tendue et ne bat pas ; on l'incise sur une longueur de 5cm. et la moelle apparaît très élargie. En incisant la dure-mère on a éraillé la moelle en 2 endroits sur une étendue très minime. Au niveau de ces éraillures apparaît le tissu d'une tumeur qui tend à s'énucléer des cordons médullaires. On élargit ces éraillures au point de faire une incision de 1 centimètre et l'on voit sortir une petite masse qui semble en connexion intime avec une tumeur plus grosse intramédullaire.

L'état du patient n'étant pas très satisfaisant, on referme la plaie ; pansement et on remet le 2e temps à 8 jours.

2e *opération* le 20 janvier. La moelle découverte montre une grosse tumeur extériorisée presque complètement, dont l'ablation hors de sa loge s'achève très aisément. A gauche, 3 racines postérieures se terminent dans une mince couche de tissu médullaire qui forme une partie de la paroi de cette loge : les lèvres de la pie-mère sont suturées, puis la dure-mère, puis les muscles et la peau. L'opération n'a pas duré plus de 25 minutes.

La tumeur enlevée est lisse et œdémateuse, de couleur rouge brun, elle mesure 5 cm. sur 2. Microscopiquement, il s'agit d'un *gliosarcome*.

Guérison opératoire rapide : de même aussi l'amélioration des symptômes médullaires. Deux mois après l'opération, le malade se tenait sur ses jambes et faisait quelques pas ; mais l'ataxie persistait. Les membres supérieurs avaient retrouvé leurs fonctions, le droit complètement, le gauche à peu près. Huit mois après, le malade pouvait écrire et marcher sur une distance considérable sans aucun soutien. Il persistait un peu d'hyperesthésie de la main gauche, et les membres inférieurs, surtout le gauche, avaient conservé une certaine raideur.

OBSERVATION XXI. — Gliome de la moelle cervicale
(ELSBERG et BEER) (*loc. cit.*).

Homme de 40 ans entrant à l'hôpital le 18 février 1904. Deux ans auparavant, douleurs et affaiblissement des membres supérieurs qui ont augmenté progressivement. Depuis six mois, la marche et l'usage des membres inférieurs sont devenus impossibles ; enfin, depuis 2 mois, incontinence d'urine.

Etat général mauvais. Paralysie complète ; les muscles des membres supérieurs sont très affaiblis et atrophiés, surtout au niveau de l'avant-bras et de la main.

Troubles sensitifs très marqués, tant aux membres supérieurs qu'aux membres inférieurs.

Respiration difficile, pouls presque imperceptible, le visage se cyanose par instants.

Opération le 19 février. Laminectomie de la 4e cervicale à la 1re dorsale.

La dure-mère ne bat pas dans la moitié inférieure de la plaie : on l'incise sur une longueur de 5 cm. La moelle apparaît élargie entre les 4e et 6e segments, et la palpation révèle à nouveau une tumeur nettement perceptible : une petite incision médiane est pratiquée

sur la partie culminante de la zone hypertrophiée ; au travers d'elle,
la plus grande partie de la tumeur intramédullaire est expulsée. —
Elle est nettement encapsulée et se sépare aisément des parois de sa
loge : on l'enlève complètement. Les lèvres de la plaie pie-mérienne
sont suturées ainsi que l'incision de la dure-mère.

Mort quatre heures après, par paralysie respiratoire.

La tumeur enlevée a 2cm. de long : sa coloration est jaunâtre et
sa consistance dure ; microscopiquement il s'agit *d'un gliome*.

OBSERVATION XXII. — **Gliome de la moelle cervicale** (ELSBERG)
(*The American Journal of the medical sciences*, novembre 1911).

Gliome intramédullaire des 1re, 2e, 3e et 4e racines cervicales et de
la moelle. *Laminectomie* ; incision de la moelle. Mort par paralysie
respiratoire le 2e jour.

A l'autopsie, on trouve une tumeur étendue et faisant issue dans
la fosse cérébelleuse.

OBSERVATION XXIII. — **Sarcome de la moelle cervicale** (ELS-
BERG, *Annals of Surgery*, février 1912, n° 2).

Sarcome intramédullaire de la moelle cervicale. *Laminectomie*
par le Dr Beer. Extirpation, guérison, mais plus tard récidive : nouvelle opération, ablation de la tumeur, pas d'amélioration.

OBSERVATION XXIV. — **Gliosarcome de la moelle cervicale**
(NONNE, *Münchener Medizinische Wochenschrift*, 1912).

Homme 40 ans, vétérinaire, sans syphilis, sans mal de Pott, sans
traumatisme, souffrait depuis les 27 et 28 janvier de paresthésies
dans l'extrémité supérieure gauche ; celles-ci augmentèrent rapidement d'intensité dans l'espace d'une semaine ; puis apparurent des
douleurs dans la nuque irradiant dans le bras gauche, le patient
fut soigné pour rhumatisme. Deux mois après, faiblesse motrice au
niveau de l'extrémité supérieure gauche. L'examen radiographique
pratiqué dans une clinique fait penser à l'existence d'un processus
pathologique au niveau des 4e et 5e vertèbres cervicales.

Examen de Nonne pratiqué le 12 juin 1912 : faiblesse au niveau
de l'extrémité supérieure gauche ; hypoesthésie pour tous les modes
au niveau de cette zone : elle intéresse les doigts, mains, avant-bras
et bras.

Astéréognosie au niveau des doigts, ataxie dans les doigts et la main. Exagération des réflexes tendineux : signe de Babinski positif.

Ponction lombaire donne : Phase I : + (présence de globuline) : lymphocytose = O.

Le diagnostic est le suivant : processus pathologique intéressant la moelle à hauteur des 4ᵉ et 5ᵉ segments cervicaux : peut-être s'agit-il de tumeur extramédullaire, peut-être aussi de tumeur intramédullaire.

Opération : tumeur reposant sur la moelle à gauche et en arrière ; cette tumeur est en connexion intime avec une zone d'infiltration diffuse de la moelle.

Mort rapide après l'opération ; à l'autopsie on trouve une tumeur infiltrant toute la moelle cervicale, de la partie supérieure à la partie inférieure et sur une coupe transversale on trouve que les lésions sont surtout marquées au niveau des cordons postérieurs et latéraux, microscopiquement il s'agit d'un *gliosarcome*.

Observation XXV. — **Gliomatose de la moelle dorsale avec, en certaines zones, foyers sarcomateux** (Oppenheim, Obs. 13 de son ouvrage *Diagnostik und Therapie der Geschwülste des Nervensystems*).

Femme de 29 ans souffrant depuis l'automne de l'année 1898 d'une faiblesse très marquée de la jambe droite. Quelques mois après, douleurs dans le dos, puis dans les articulations, paresthésies de la jambe gauche, puis de la droite. A la jambe droite, sensibilité normale, analgésie à la jambe gauche. Troubles vaso-moteurs très marqués : léger œdème du tibia, réflexes exagérés, clonus du pied, plus marqué à droite qu'à gauche, démarche parétique.

L'examen pratiqué montre :

Parésie spastique de la jambe droite avec signe de Babinski et d'Oppenheim ; hypoalgésie et thermohypoesthésie à la jambe gauche et à la moitié abdominale gauche ; plus tard, hypoalgésie dans la région de l'hypochondre droit. Peu de douleurs.

On diagnostique : tumeur de la moelle à hauteur des 6ᵉ-8ᵉ segments dorsaux.

Laminectomie avec la fraise et la pince-gouge, ablation des apophyses épineuses des vertèbres 2ᵉ, 3ᵉ, 4ᵉ dorsales ; secondairement mise à nu et résection des apophyses épineuses des 1re dorsale et 7e cervicale. Incision de la dure-mère. La moelle paraît très épaisse à hauteur de la 2e vertèbre dorsale : suture de la dure-mère après avoir mis au contact de la moelle, à la partie inférieure de la plaie, un drain, et à la partie supérieure un tampon. Suture musculaire puis cutanée.

Mort le 5e jour, d'infection : l'examen microscopique de la moelle montre l'existence d'une *gliomatose* étendue à toute la moelle : et en certaines régions elle prend le caractère *sarcomateux*.

OBSERVATIONS XXVI et XXVII. — Deux cas de tumeurs de la moelle cervicale (OPPENHEIM, 2 observations résumées dans *Berliner klinische Wochenschrift*, 1913, n° 8).

Homme de 68 ans, chez lequel BORCHARDT fait une laminectomie pour une tumeur de la moelle cervicale de siège extra ou intramédullaire non déterminé.

A l'opération Borchardt enlève une tumeur intramédullaire qui paraissait d'origine méningée.

Bon résultat opératoire. Le malade eut après l'intervention une pneumonie et mourut le 12e jour.

Tumeur de la moelle cervicale, opération : l'extirpation n'était possible qu'au prix de grosses lésions médullaires : nous avons pu cependant « sauver la vie du malade et faire disparaître ses douleurs ».

OBSERVATION XXVIII. — Tumeur intramédullaire au niveau du 9e segment dorsal. Absence de troubles de la sensibilité. Localisation par les troubles sudoraux exagérés au niveau des territoires paralysés (GENDRON, *Thèse de Paris*, 1913).

M..., 25 ans, commissionnaire livreur, entre le 22 novembre 1912 à l'hôpital de la Charité dans le service du professeur agrégé Marcel Labbé.

Histoire de la maladie. — En 1910, il ressentit de légères douleurs lombaires s'accompagnant de rétention d'urine pendant six jours. Les douleurs disparurent ainsi que les troubles de la miction.

En décembre 1911 survint encore de la rétention d'urine, qui dura un jour.

En août 1912, les jambes deviennent faibles et des douleurs légères apparaissent au niveau des genoux et des jambes, surtout du côté gauche.

Le 22 octobre il cesse son travail et entre à l'hôpital de la Charité.

Examen le 23 novembre 1912. — Nous constatons une paraplégie motrice surtout marquée du côté gauche.

Les réflexes rotuliens existent, ne sont pas exagérés et sont égaux des deux côtés.

Le réflexe achilléen existe à gauche ; à droite, il est aboli.

Le réflexe plantaire se fait en extension à droite ; à gauche, les orteils restent immobiles.

Il n'existe pas de contracture dans les muscles des membres inférieurs. On ne constate aucun phénomène spasmodique ; pas de contractions musculaires involontaires.

Les réflexes cutanés de défense font totalement défaut.

Les réflexes abdominaux ne sont pas égaux des deux côtés. Du côté gauche les réflexes abdominaux supérieur et moyen sont nets, le réflexe abdominal inférieur est faible. Du côté droit le réflexe abdominal supérieur existe, les réflexes abdominaux inférieur et moyen sont abolis.

Les muscles abdominaux du côté gauche sont plus tendus et moins dépressibles que ceux du côté droit.

Le réflexe anal est net.

Les troubles de la sensibilité objective sont très légers. Il existe à tous les modes (froid, chaud, tact léger et piqûre) de l'hypoesthésie des deux membres inférieurs (plus marquée du côté gauche) et de la partie inférieure de l'abdomen. L'hypoesthésie remonte au niveau d'une ligne horizontale passant à mi-distance de l'ombilic et du pubis (D^{11}).

Il existe dans les parties paralysées une *sudation anormalement abondante* sur les jambes (et particulièrement sur la jambe gauche), les cuisses et l'abdomen remontant jusqu'au D^{11}, alors que les parties normales n'en présentent pas trace.

Cette sudation est facile à apprécier à la vue et au palper où on a une sensation de moiteur très caractéristique.

La limite supérieure de la sudation correspond à la limite supérieure de l'hypoesthésie (D^{11}). Ce fait est curieux et contraire à ce que l'on observe habituellement. Dans notre cas la sudation apparaît sur les territoires paralysés de façon anormalement abondante, alors que, sur les parties saines, la sudation fait défaut.

L'exploration thermique au doigt montre une différence de température entre les téguments paralysés et les téguments sains. Les téguments paralysés sont plus froids. La zone de transition brusque de la température répond à la limite supérieure de la sudation et de l'hypoesthésie.

On constate également des trémulations fibrillaires dans les muscles des cuisses et dans les muscles prenant leurs insertions sur le rebord costal droit.

La ponction lombaire donne issue à un liquide jaune d'or s'écoulant d'abord en jet, puis en gouttes lentes. Il est extrêmement albumineux. Au repos il se forme un coagulum fibrineux. On n'y trouve pas de cellules.

La réaction de Wassermann pratiquée avec le liquide est positive, mais on note dans le tube où l'on a mis du sérum frais de cobaye une coagulation du liquide.

Les caractères physiques et biologiques de ce liquide nous font mettre en doute la valeur de la réaction de Wassermann en pareil cas. Nous savons en effet que Clovis Vincent a montré que, avec de semblables liquides, on pouvait obtenir une réaction de Wassermann positive chez des sujets qui n'étaient pas syphilitiques.

La même réaction pratiquée avec le sérum sanguin fut négative et ce renseignement, joint à l'absence d'antécédents et de stigmates, nous a permis d'écarter le diagnostic de syphilis. Le traitement spécifique n'a donné aucun résultat.

Le malade se plaint de pollutions nocturnes.

Il n'éprouve aucune douleur dans le dos, ni dans les membres.

Nouvel examen en janvier 1913. — La paraplégie motrice est devenue complète et le malade est confiné au lit.

On constate des modifications importantes des troubles nerveux constatés à l'examen précédent.

Les réflexes achilléens sont à peu près égaux des deux côtés. Le réflexe du côté droit a reparu ; à gauche, il existe une ébauche de trépidation épileptoïde. Par contre les réflexes rotuliens sont complètement abolis.

D'autre part la limite supérieure de la sudation est remontée jusqu'en D^9 à deux travers de doigt au-dessus de l'ombilic.

Fait curieux ! On ne constate plus aucun trouble de la sensibilité objective.

Il semble que la lésion ait évolué. D'une part le niveau supérieur a remonté, comme l'atteste l'élévation de la sudation spontanée, d'autre part la lésion s'est étendue par en bas, comme l'indique l'abolition du réflexe rotulien L^3.

La différence entre les réflexes abdominaux n'est plus aussi nette qu'au début. Du côté droit, les réflexes moyen et inférieur sont toujours abolis ; du côté gauche, le réflexe moyen est difficile à mettre en évidence ; le réflexe supérieur est conservé.

Afin de délimiter le niveau supérieur de la lésion, nous faisons l'épreuve de la pilocarpine.

Nous pratiquons le 17 février une injection sous-cutanée de nitrate de pilocarpine de 1/2 centigramme à 10 h. 12'.

A 10 h. 25', comme nous ne constatons pas d'effet, nous injectons à nouveau 1/2 centigramme.

A 10 h. 35', le malade est pris de salivation abondante et la sudation apparaît.

Chez ce malade, contrairement à ce qui se passe habituellement, la sueur apparaît dans les territoires paralysés et s'arrête net à trois travers de doigt au-dessus de l'ombilic dans le territoire cutané correspondant au 9e segment dorsal.

La salivation et la sudation augmentent. Vers 11 heures le malade devient pâle et défaillant. Ces troubles ne durent que quelques instants.

Le diagnostic de la nature de la lésion présente de grandes difficultés.

L'idée d'une myélite vient à l'esprit, étant donnée l'absence de douleurs et de troubles grossiers de la sensibilité. Mais les résultats fournis par la ponction lombaire rendent peu probable ce diagnostic.

L'hypothèse d'une compression médullaire ne pouvait guère être défendue d'après l'analyse des signes cliniques, en raison de l'absence de troubles de la sensibilité subjective et objective, et l'absence de phénomènes spasmodiques.

Pourtant la présence d'un liquide céphalo-rachidien jaune d'or indique qu'il existe un obstacle à la circulation du liquide céphalo-rachidien. L'obstacle siège-t-il en dehors de la dure-mère, à l'intérieur du sac dural, ou dans la moelle elle-même?

L'hypothèse d'une compression par tumeur intradurale est le moins plausible, étant données l'absence de troubles sensitifs, l'absence de phénomènes spasmodiques et la longue extension du processus qui détermine des symptômes depuis D^{11} à L^3.

S'agit-il d'une compression extradurale? Peut-être, étant donnée la longueur du processus, mais l'absence de troubles de la sensibilité et de contracture va à l'encontre de cette hypothèse.

Il reste deux diagnostics entre lesquels il est difficile de choisir. Méningite séreuse ou tumeur intramédullaire.

En faveur de la méningite séreuse plaide la grande variabilité des symptômes. Nous avons vu, en effet, réapparaître un réflexe achilléen, disparaître l'hypoesthésie et les réflexes rotuliens.

L'absence complète de troubles sensitifs est contre ce diagnostic.

L'idée d'une tumeur intramédullaire nous vient à l'esprit en dernière analyse pour les raisons suivantes : absence de douleurs et de troubles de la sensibilité objective, absence de phénomènes spasmodiques, présence de trémulations fibrillaires. Il ne manque que l'atrophie musculaire dans les territoires intéressés.

Le siège de la lésion a pu être établi d'une façon remarquable sans le secours habituel de l'anesthésie et des réflexes cutanés de défense.

Nous avons fait notre diagnostic de hauteur à l'aide des troubles sudoraux constatés au niveau des territoires paralysés. Spontanément, dans les derniers temps, la sueur apparaissait dans toutes les parties inférieures du corps et s'arrêtait juste en D^9 au-dessus de l'ombilic. L'épreuve de la pilocarpine a exagéré les phénomènes sudoraux dans les mêmes régions quelques jours avant l'intervention chirurgicale.

Malgré un traitement mercuriel intensif et des séances de radiothérapie médullaire, l'affection progresse.

L'impotence devient complète, et d'autre part la lésion continue à s'étendre en longueur aussi bien vers le haut que vers le bas. Primitivement limitée autour de D^{11}, la lésion détermine des symptômes depuis D^9 jusqu'à L^3.

Devant cet échec de la thérapeutique médicale, une intervention nous semble légitime, bien que le résultat opératoire *à priori* semble devoir être peu brillant.

Opération pratiquée le 19 mars 1913 par le D^r Th. de Martel. Aide : Beck. Anesthésie à l'éther par le Dr Bourguignon après piqûre de scopolamine-morphine, 45 minutes auparavant. Sont présents : les Drs Gendron, Bonniot, Rivet, professeur Lima e Castro et plusieurs chirurgiens étrangers.

Ablation des apophyses épineuses dorsales 6°, 7e, 8°, 9°. Ouverture du canal rachidien au niveau des 7e, 8e, 9e lames vertébrales.

La dure-mère ne bat pas : la moelle paraît dilatée. On incise la dure-mère, il ne s'écoule pas une goutte de liquide céphalo-rachidien, car la moelle, dilatée par une tumeur intramédullaire, obture le sac dural.

Incisision de la moelle sur la ligne médiane postérieure et par cet orifice fait saillie une tumeur rouge d'aspect vasculaire, dont on peut extraire la majeure partie seulement.

L'opération, pratiquée suivant la technique que nous avons décrite, se passa sans aucun incident : la tension artérielle se maintint constamment aux environs de 16-17, et pendant toute la durée de l'opération la moelle fut irriguée par un courant d'eau chaude.

Cependant il ne fut pas possible de suturer la dure-mère, qui était très friable et se déchirait chaque fois que l'on faisait les points du surjet.

Fermeture très soignée de la plaie par plusieurs points de catgut en U sans drainage.

Les suites opératoires furent excellentes ; le shock fut réduit au minimum et pendant les 25 jours que le malade resta à la clinique on ne nota que deux particularités qui ont leur intérêt pratique :

Durant les 48 heures qui suivirent l'intervention, température vespérale de 38°5, le matin le malade n'avait que 37° 2.

Comme ce mouvement fébrile ne s'accompagnait pas de céphalée, ni de raideur de la nuque ni de vomissements, on élimina de suite l'idée de méningite. D'ailleurs, le 3e jour, et par la suite, la température vespérale n'atteignit jamais 37° 7 et au matin le malade n'avait que 37° 2 ou 37° 3.

Une deuxième particularité doit être signalée : pendant la semaine qui suivit l'intervention, le malade présenta « un syndrôme douloureux abdominal » avec douleurs violentes dans tout l'abdomen, hyperesthésie cutanée, arrêt des matières et des gaz. Ces symptômes cessèrent d'ailleurs rapidement sous l'influence de petits lavements laudanisés et de morphine à doses très légères.

Au bout de 25 jours, le malade est renvoyé à la Charité dans le service de M. Marcel Labbé.

Le malade fut examiné à plusieurs reprises différentes tant par nous-même que par le Dr Gendron : après l'intervention, l'amélioration fut nulle, la paraplégie persista, les troubles de la sensibilité sont aussi prononcés et aussi étendus qu'avant l'opération.

Les réflexes rotuliens et achilléens sont abolis des deux côtés.

Cependant on constate que le malade peut faire quelques mouvements de flexion et d'extension des orteils.

En septembre 1913 le malade quitte l'hôpital et retourne en Italie.

CONCLUSIONS

—

Grâce au perfectionnement de la technique chirurgicale, les tumeurs intramédullaires, autrefois considérées comme des « noli me tangere », ne sont plus au-dessus des ressources de la chirurgie.

Sans être partisan des laminectomies exploratrices, on ne doit pas « se croiser les bras » (KRAUSE), lorsqu'on a l'impression de pouvoir sauver par l'intervention un malade qui, sans cela, serait perdu sans remède et s'acheminerait vers une fin aussi lamentable que fatale.

Abandonnées à elles-mêmes, les tumeurs intramédullaires entraînent la mort inévitablement: les unes très rapidement, en quelques mois : tels sont les gliomes, les gliosarcomes ; les autres plus lentement, en 2 ou 3 ans ; tels sont les sarcomes fuso-cellulaires, les angiomes, les neurofibromes.

Le diagnostic de tumeur intramédullaire est très difficile en clinique, et généralement c'est en se basant sur des nuances qu'on pourra le faire : douleurs d'intensité moyenne, à caractère radiculaire peu marqué, fréquemment bilatérales d'emblée, absence de syndrome de Brown-Séquard ; absence de mouvements involontaires de flexion ; dissociation syringomyélique de la sensibilité. En outre, l'affection a une évolution qui rappelle celle de la myélite aiguë ou subaiguë.

La thérapeutique médicale est impuissante au cas de

tumeur intramédullaire, même la radiotherapie, dont on connaît les heureux effets dans certaines affections (syringomyélie), ne peut arrêter l'évolution d'une tumeur intramédullaire.

L'intervention chirurgicale a modifié ce pronostic. Sans doute les opérations pour tumeurs intramédullaires sont encore peu fréquentes, puisque nous n'avons pu en relever dans la littérature médicale que 28 cas répartis sur un laps de 20 années.

Les résultats sont encourageants, puisque on note 10 guérisons, dont une datant de 7 ans 1/2 (COLLINS WARREN) et plusieurs autres de 22 mois et d'un an (VON EISELSBERG, CLAIRMONT, SCHULTZE, RÜPKE).

Six améliorations, dont une (cas de KRAUSE) pourrait être considérée comme une guérison, sans doute imparfaite, puisqu'existent quelques séquelles ou des troubles paralytiques minines.

Dans 8 cas la mort se produisit : mort subite (KRAUSE et MAC GUIRE, HILDEBRAND), ou mort rapide par paralysie respiratoire (ELSBERG), ou tardive par infection (cas de FENGER, KRAUSE, BRUN, OPPENHEIM).

Enfin, dans 4 cas, l'intervention ne fut suivie d'aucune amélioration.

Aussi, lorsqu'on soupçonne une tumeur intramédullaire, ne doit-on pas perdre de temps inutilement à des traitements mercuriels ou à « des procédés analogues » (KRAUSE) : les semaines ainsi perdues décident souvent du sort du malade, il n'est pas rare que, dans ce laps de temps, des paralysies encore curables deviennent inopérables.

Anatomiquement et physiologiquement, l'incision de la moelle et l'extirpation d'une tumeur intramédullaire sont possibles dans certaines conditions : toutefois c'est avec quelque restriction qu'il faut admettre l'opinion de BORCHARDT pour qui *la moelle n'est pas un organe aussi délicat que le pense la majorité des chirurgiens.*

Selon les conditions opératoires, le chirurgien interviendra en un ou deux temps : il pratiquera toujours une laminectomie définitive sous-périostée.

Afin d'opérer dans les meilleures conditions possibles et pour éviter le choc si grave en chirurgie médullaire, il devra bien se pénétrer d'un certain nombre d'idées.

Il opérera lentement et toujours *sous le contrôle de l'appareil de Pachon,* surveillant les variations de la tension artérielle qui se produisent lors des différents temps de la laminectomie et lors de l'incision de la moelle, et n'hésitant pas à en rester là de l'intervention, lorsque l'oscillomètre montre une baisse brusque ou progressive de la tension artérielle.

La salle d'opération sera *chauffée à 34-35 degrés,* afin d'éviter le refroidissement de la moelle, et pendant toute la durée de l'intervention, le champ opératoire sera irrigué par *un courant de sérum physiologique chaud à 45°.*

Le malade *sera anesthésié* soit à l'éther après piqûre préalable de scopolamine (o,ooi), soit plutôt au protoxyde d'azote, suivant la méthode de PAUL BERT ou suivant celle de NEU, dont certains chirurgiens, dont DE MARTEL, ont vanté récemment les heureux effets.

Au cours de l'intervention, le chirurgien *évitera de mettre le malade en position de Trendelenbourg,* ce qui contribuerait à augmenter l'issue du liquide céphalo-rachidien au dehors.

Une fois la dure-mère ouverte, il jugera de l'état de la moelle sous-jacente : et si, après avoir récliné prudemment la moelle à l'aide d'un écarteur malléable, il ne trouve pas une tumeur qui, accolée, à la face antérieure de la moelle la fait saillir vers la face profonde de la dure-mère, il songera à la possibilité d'une tumeur intramédullaire en constatant :

a) *l'augmentation de volume de la moelle;*

b) *l'absence de ses pulsations en une région limitée;*

c) *des modifications dans la couleur et l'aspect extérieur de la moelle.*

Il incisera alors la moelle. Deux cas se présentent :

Ou bien la tumeur est extirpable, et le chirurgien pratiquera dans ce cas une opération curative.

Ou bien elle est étendue, inextirpable : dans ce cas, il devra se contenter de pratiquer une opération palliative. Ce faisant, il sera encore utile au malade, car on voit parfois, après des opérations palliatives, survenir une amélioration notable des symptômes.

La laminectomie sera terminée par une suture hermétique de la dure-mère et des plans musculo-cutanés.

Dans la période post-opératoire pourront apparaître quelques complications dont les plus importants sont :

L'infection et la fistule céphalo-rachidienne. Quant au choc opératoire, il sera réduit au minimum, si le chirurgien suit exactement la technique que nous avons décrite.

BIBLIOGRAPHIE

—

N. B. — *Nous avons jugé inutile de multiplier les indications biblio-graphiques concernant les tumeurs intramédullaires : nous renvoyons à la thèse de Gendron, qui contient de nombreuses références à ce sujet, désirant nous en tenir au côté chirurgical de la question.*

ABBE (Robert). — Report of a case of spinal tumour successfuly operated upon. *The Journal of nervous and mental diseases,* 1902, p. 281.

ALLEN STARR. — Injuries of the spinal cord. *University of Pensylvania med. Bullet.,* avril 1908, tome XXI.

— A contribution to the subject of tumours of the spinal cord. *American Journal of the medical sciences,* juin 1895.

ARMOUR. — Surgery of the spinal cord and its membranes. *The Lancet,* 1908, 7-14-21 mars, nos 4410-11-12.

BAILEY. — The diagnosis and treatment of tumours of the spinal cord, with report of six operated cases. *The Journal of nervous and mental diseases,* avril 1910, p. 244.

— Remarks on spinal cord tumours. *Journal of nervous and mental diseases,* janvier 1910, p. 49.

— Diagnosis and treatment of spinal cord tumours. *The Journal of the A. M. Assoc.,* no 11, p. 842, 12 mars 1910.

BATTEN. — A lecture on the diagnosis of tumours of the spinal cord. *The Lancet,* 1907, pp. 139 à 142.

BÉRARD. — Rapport au congrès de la Société internationale de Chirurgie. Bruxelles, 1908.

BOUVIER. — Contribution à l'étude des plaies de la moelle. Thèse Paris, 1911.

BRUN. — Ueber einen zweiten Fall von operativer Entfernung eines subpial gelegenen Ruckenmarkstumors.*Deutsche Zeitschrift. für Chirurgie*, Bd. 110, H. 4-6, S. 487-507.

Bruns. — Die Geschswülste des Nervensystems Berlin, 2 Ausfl., 1908.

— Ruckenmarkstumoren.*Enzyklopädich Jahrbücher*.Berlin,1897.

Cl. Bernard.— Physiologie et pathologie du système nerveux (1858).

Chipault. — *a*) Etat actuel de la chirurgie nerveuse (1903).

     b) Etudes de chirurgie médullaire (1894).

     c) Chirurgie du système nerveux (1898).

Church et Eisendrath. — *The International Journal of the medical sciences*, 103, 1892, p. 395.

Doyen. — Technique chirurgicale, t. III (1911).

Duplay-Reclus. — Traité de chirurgie. Article de Kirmisson.

Elsberg. — Experiences in spinal surgery. *Surgery Gynecology and Obstetrics*, t. XVI, n° 2, février 1913.

— Observations upon a serie of forty three laminectomies. *Annals of Surgery*, t. IV, n° 2, février 1912.

— Surgery of intramedullary affection of the spinal cord : anatomic basis and technic. *The Journal of the American med. Ass.*, 26 oct. 1912.

— Extrusio of intraspinal tumors.Preliminary report of a nerv principale to operations for localised extramedullary and intramedullary growths of the spinal cord. *The Journal of the Am. med.Association*, 1910, n° 16, 16 avril.

Elsberg and Beer. — The operabilitry of intramedullary tumours of the spinal cord. A report of two operations with remarks upon the extrusion of intraspinal tumours. *The American. Journal of the med Sciences*, n° 8, nov. 1911, pp. 636 à 647.

Von Eiselsberg et Clairmont.— *Deutsche Zeitschrift für Nervenheilkunde*, 1908, Bd 38. S. 236-237.

Fenger. — *In Church et Eisendrath.*

Flatau. — Tumeurs de la moelle épinière. *Nouvelle Iconographie de la Salpêtrière*, 1910, fasc. 1 à 6.

Flesch. — Zur symptomatologie intra und extramedüllärer tumoren. *Wiener medizinische W.*, 1907, avril, n° 16.

Gendron. — Etude clinique des tumeurs de la moelle et des méninges spinales. *Thèse Paris*, 1913.

Gilbert-Thoinot. — Fascicule XXIV, article Déjerine-Thomas.

Grisson. — Rückenmarkstumoren. *Berliner klinische Woch.*, 14 décembre 1908, p. 2446.

Hildebrand. — Beitrag zur Rückenmarkschirurgie. *Archiv. für klinische Chirurgie*, 1911, Bd. 94, H. 2.

— Resultate von 35 laminektomien. *Zentralblatt für Chirurgie*, n° 31, 30 juli 1910.

Hovelacque. — Anatomie descriptive et topographique des racines rachidiennes postérieures. *Thèse Paris*, 1912.

Hunt et Woosley. — A contribution to the symptomatalogy and surgical treatment of the spinal cord tumours. *Annals of Surgery*, 1910, n°s 3, 5, 7.

Krause. — Chirurgie du cerveau et de la moelle épinière. *Soc. d'éditions scientifiques*, 1913.

Krauss et Mac Guire. — Tuberculome intramédullaire enlevé au niveau du 5e segment thoracique de la moelle. *The Journal of the Am. med. Assoc.*, vol. LIII, n° 23, déc. 1909, p. 1911.

Kuttner. — Fünf Fälle von Rückenmarkstumoren. *Berliner klinische-Wochenschrift*, 11 janvier 1909, p. 81.

Lebert. — Anatomie pathologique, t. II, p. 103.

Le Dentu-Delbet. — Fasc. XIV. Maladies du rachis et de la moelle.

Leyden. — Die Krankheiten des Rückenmarks. Berlin, 1874.

Marie. — Maladies de la moelle, 1892.

— Pratique neurologique.

De Martel. — *Communication à la Soc. de Biologie*, déc. 1912.

— *Communication à la Neurologie*, juillet 1913.

— *Communication au Congrès de Londres*, août 1913.

— Soyez bons pour le nevraxe. *Paris médical*, 4 octobre 1913.

Marion. — Chirurgie du système nerveux.

Nonne. — Ein Fall von Rückenmarkstumor. *Münchener medizinische Wochenschrift*, n° 43, 22 octobre 1912, p. 2369.

— Inträmedullares ascendierendes Sarkom. *Deutsche mediz. Woschenschrift*, n° 36, 9 sept. 1909.

Oppenheim. — Lerbuch der Nervenkraukheiten. Tome I.

— Beitrage zur diagnostik und Therapie der Geschwülste im Bereich des zentralen Nervensystems Berlin, 1907.

Oppenheim und Borchardt. — Ueber einen weiteren differential diagnostsch schwiorigen Fall von Rückenmarks hautgeseh wülste mit erfolgreicher Behandlung. *Berliner klinische Wochenschrift*, n° 36, 9 sept. 1907.

Putnam et Warren. — The surgical treatment of tumour within the spinal cord. *American Journal of the medical sciences*, 1899, tome CXVIII, n° 4, p. 377.

Putnam and Eliot. — Three cases of tumours involving the spinal cord, traited by operation. *The Journal of nervous and mental diseases*, novembre 1903.

Putnam. — A case of spinal cord tumor. *Journal of nervous and mental diseases*, janvier 1910, p. 50.

Potel et Vaudeau. — Chirurgie des tumeurs du rachis. *Revue de chirurgie*, 1913, t. XLVII, fasc.5, et t. XLVIII,fasc. 2.

Reichmann.— Ueber einem operativ geheilten Fall von mehrfachen Ruckenmarksgeschwülsten bei Recklinghauserscher Krankheit u. s. w. *Deutsche Zeitschrift für Nervenheilkund*, f. 1,2, 1912, pp. 95 à 110.

Röpke. — Ueber die operative Entfernung intramedüllärer Ruckenmarkstumoren. *Arch. für klinische chirurgie*, t. XCVI, fasc. 4, 21 déc. 1911, p. 963.

— Zur Teknick der Laminektomie in der Behandlung von Ruckenmarkstumoren. *Zentrablatt für chirurgie*, 13 août 1910, p. 1076.

Rothmann. — Gegenwart und Zukunft der Ruckenmarkschirurgie. *Berliner klinische Woch.*, n° 8, 21 février 1913.

— *Idem*, n°ˢ 12, 13, 24 et 31 mars 1913.

— *Idem*, n° 32, 12 août 1907.

— Zur Frage der Sensibilitätslähmung im Ruckenmark. *Deutsche Zeitschrift für Nervenheilkunde*, 1913, Bd 43.

— *Berliner klinische Wochenschrift*, 1902, n°ˢ 17, 18.

— *Zeitschrift für klinische medizin*, Bd 44-48.

— *Arch für anatomie und physiol.*, 1907, 5. 217.

— *Monatschrift für Psych. und Neurol.*, Bd 16, S. 589.

Rotstadt. — Traitement chirurgical des tumeurs de la moelle. *Nouvelle Iconographie de la Salpêtrière*, 1913, n° 1, pp. 36 à 56.

Roux et Paviot. — Tumeur de la moelle. *Archives de neurologie*, juin 1898, p. 433.

Schlesinger. — Tumoren des Rückenmarks und seiner Haute. Handbuch der pathol. An. des Nervensystems. Berlin, 1903.

— Rückenmarks and Werbeltumoren (1898).

Schultze (F.). —Weiterer Beitrag zur diagnos und operativen Behandlung von Geschwülsten des Ruckenmarks haut und des Ruckenmarks. Erfolgreiche Operation eines intramedullären Tumors.

Deutsche medizinische Wochenschrift, n° 36, 5 septembre
1912, p. 1676.

SENCERT. — Rapport au Congrès français de chirurgie, 1911.

SIBELIUS. — Diagnostic et anatomie pathologique des tumeurs intéressant la moelle. Analysé dans *Revue neurol.*, 1900, p. 231.

STÜRSBERG. — Die operative Behandlung der das Ruckenmark und
die Cauda equina komprimierenden Neubildungen. *Centralblatt
fur die Grenzgebiete der Medizin und Chirurgie*, 1908, Bd. XI,
H. 3, 4, 5, 6, 7.

STEINHAUS. — Anatomie pathologique des tumeurs de la moelle.
Congrès de Gand, 1908.

TANON. — Les artères de la moelle dorso-lombaire. *Thèse Paris*,
1908.

VERAGUTH et BRUN. — Subpialer makroskopisch intramedullärer
Solitartüberkel in der Höhe des wierten und fünften cervikal seg-
ments. Operation. Genesung. *Correspondenzblatt für Schweizer
Aerzte*, 20 nov. et 1er déc. 1910.

VULPIAN. — Moelle. *Dictionnaire encyclopédique*.

WARREN. — Three cases of tumor of the spinal cord : operated on
with good result. *American medicin*, 1905, vol. X, n° 9, p. 349.

WALTON et PAUL. — Spinal surgery removal of Tumor. *Boston
medical and Surgery journ. clin.*, 114, 1905.

WARRINGTON et MONTSERRAT. — A case of paraplegia due to an
intramedullary lesion and treater with some success by the removal of a local acumulation of fluid. *The Lancet*, 1908, pp. 94-96.

WILIAMSON. — Progrès récents dans le traitement des tumeurs de
la moelle. *The medical Chronicle*, août 1911.

WOOSLEY. — Tumeur de la moelle épinière. *Med. News*, 1er octobre
1904.

Compte rendu de la réunion des neurologistes de Heidelberg,
1909.
Compte rendu du congrès allemand de chirurgie. Berlin, mars-
avril 1910.
Compte rendu du congrès allemand de chirurgie. Vienne, 1913.
Compte rendu du congrès international de chirurgie. Londres,
1913.

TABLE DES MATIÈRES

—

Poitiers. — Imp. G. ROY, 7, rue Victor-Hugo.